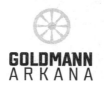

GOLDMANN
ARKANA

D1620774

Buch

Anschaulich und einleuchtend führt uns Masashi Saito vor Augen, wie vorbeugend das Immunsystem gestärkt wird, indem man die Körpertemperatur täglich einmal um 1 Grad Celsius erhöht – während hingegen die Abwehrkräfte um 30 Prozent abnehmen, wenn die Temperatur des Körpers um 1 Grad sinkt. Der Autor führt viele Methoden zur Erhöhung der Körpertemperatur an: Muskeltraining, möglichst an der frischen Luft und bei Wind und Wetter, jedoch nur alle drei Tage, früh zu Bett gehen und beizeiten aufstehen sowie Stress vermeiden und positives Denken sind wichtige Grundlagen, die jeder in seinen Alltag integrieren kann. Außerdem gibt Dr. Saito konkrete Ernährungstipps, wie man zum Beispiel mit Bananen, Käse, eingelegten Pflaumen, Karotten-Apfelsaft und dem Trinken von heißem Wasser die Körpertemperatur steigern kann.

Masashi Saito

Körpertemperatur und Gesundheit

Wie wir durch Erhöhung
der Körpertemperatur unsere
Vitalität und Gesundheit fördern

Aus dem Japanischen von
Wolfgang Höhn und Mariko Sakai

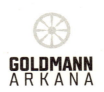

GOLDMANN
ARKANA

齋藤真嗣
体温を上げると健康になる

Die japanische Originalausgabe erschien 2009 unter dem Titel »Taion wo ageru to kenkō ni naru« (»Wenn man die Körpertemperatur erhöht, wird man gesund«) bei Sunmark Publishing, Inc., Tokio.

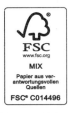

Verlagsgruppe Random House FSC-DEU-0100
Das für dieses Buch verwendete FSC®-zertifizierte Papier
München Super liefert Arctic Paper Mochenwangen GmbH.

1. Auflage

Deutsche Erstausgabe März 2011
© 2010 der deutschsprachigen Ausgabe
Arkana, München
in der Verlagsgruppe Random House GmbH
© 2009 Masashi Saitō
German translation rights arranged with Sunmark Publishing Inc. through
InterRights, Inc., Tokyo, Japan
Umschlaggestaltung: UNO Werbeagentur, München
Umschlagmotiv: Corbis/Howard Sochurek
Redaktion: Michael Schaeffer
WL · Herstellung: CB
Satz: EDV-Fotosatz Huber/Verlagsservice G. Pfeifer, Germering
Druck: GGP Media GmbH, Pößneck
Printed in Germany
978-3-442-21936-0
www.arkana-verlag.de

Inhaltsverzeichnis

Kapitel III

Kapitel IV

Vorwort

Kennen Sie Ihre normale Körpertemperatur?

Als ein sowohl in Japan als auch in den USA tätiger Arzt finde ich es erschreckend, wie wenige Menschen ihre normale Körpertemperatur kennen. Denn die Körpertemperatur ist ein wesentlicher Faktor bei der Beurteilung des Gesundheitszustands.

Bei Erkältungen zum Beispiel machen viele Menschen einen Arztbesuch davon abhängig, ob ihre Temperatur erhöht ist oder nicht. Für gewöhnlich scheinen die Leute davon auszugehen, dass man bei etwa 37 Grad Celsius leichtes Fieber hat, das sich mit rezeptfrei erhältlichen Erkältungsmitteln behandeln lässt. Dagegen geht man aber besser zum Arzt, um sich untersuchen zu lassen, wenn die Temperatur bis auf 38 Grad steigt.

Allerdings reicht der einfache Zahlenwert für die Körpertemperatur für sich allein nicht aus, um beurteilen zu können, ob es sich um leicht erhöhte Temperatur oder um Fieber handelt. Denn für Personen mit einer normalen Körpertemperatur von 36,5 Grad ist 37 Grad noch keine leicht erhöhte Temperatur, während für Personen mit einer Normaltemperatur von 35,5 Grad bei 37 Grad ein gewisses Fieberrisiko besteht.

Für die Kontrolle der Gesundheit ist es deshalb wichtig, seine eigene normale Körpertemperatur genau zu kennen. Nun, wie hoch ist Ihre Temperatur normalerweise? Tatsächlich hat die Zahl der Menschen mit niedriger Körpertemperatur von unter 36 Grad stark zugenommen. Eine zu niedrige Körpertemperatur ist ein für den Organismus nicht ungefährlicher Zustand. Doch die allermeisten Menschen sind sich dessen nicht bewusst. Deshalb denken die meisten, eine etwas niedrigere Temperatur sei nicht weiter schlimm, und kümmern sich nicht darum. Da gibt es sogar Leute, die mehr oder weniger stolz darauf sind: »Meine Körpertemperatur ist von Natur aus niedrig.«

Eine zu niedrige Körpertemperatur zu ignorieren ist aber gefährlich, denn dieser Zustand kann zu verschiedenen Krankheiten führen: Das geht von relativ leichten Beschwerden wie Hautproblemen, Verstopfung und Parodontose bis hin zu ernsten Erkrankungen wie Magengeschwür, Diabetes, Osteoporose, Colitis ulcerosa (chronische Dickdarmentzündung), Krebs (bösartige Tumore), Menière-Krankheit (Erkrankung des Innenohrs, mit Drehschwindel, Hörverlust und Tinnitus), interstitielle Pneumonie (Entzündung des Zwischengewebes der Lunge), Parkinson und Demenz. Dazu kommen noch allergische Beschwerden wie Asthma, Neurodermitis und Heuschnupfen, die sich nur schwer vollständig heilen lassen, wenn sie erst einmal ausgebrochen sind. Bei niedriger Körpertemperatur erhöht sich das Risiko, dass solche Krankheiten entstehen und sich verschlimmern.

In diesem Buch möchte ich auf der Grundlage neuester wissenschaftlicher Erkenntnisse erklären, wie es zu so gefährlich niedrigen Körpertemperaturen kommen und warum ein solcher Zustand letztlich zu verschiedenen Krankheiten führen kann. Gleichzeitig möchte ich auch eine besonders effektive Methode vorstellen, wie man durch Erhöhung seiner niedrigen Körpertemperatur zu einem gesünderen Körper kommen kann.

Wissen Sie, wie hoch die normale Körpertemperatur eines gesunden Körpers ist? Die normale Körpertemperatur des gesunden Menschen liegt zwischen 36,5 und 37,0 Grad. Vermutlich werden viele Menschen darüber verwundert sein, dass die gesunde Körpertemperatur höher als vermutet ist. Liegt Ihre Körpertemperatur in diesem Bereich?

Falls keine krankhaften subjektiven Symptome wie Erschöpfung oder Schmerzen vorliegen, ist 37 Grad Celsius keine erhöhte, sondern die normale, gesunde Körpertemperatur.

In früheren Zeiten, als die medizinische Behandlung noch nicht so weit entwickelt und verbreitet war, fürchtete man hohe Körpertemperatur sehr, da sie mit tödlichen Krankheitsverläufen in Verbindung gebracht wurde. Weil es auch in Japan Zeiten gab, in denen zahlreiche Menschen an fiebrigen Infektionskrankheiten wie Darmtyphus oder

Malaria starben, scheint die Furcht vor Fieber dort besonders ausgeprägt gewesen zu sein.

Aber in unserer Zeit, wo der Einsatz von Antibiotika eine gängige Praxis ist und medizinische Therapien große Fortschritte gemacht haben, ist eine zu niedrige Körpertemperatur in Wirklichkeit gefährlicher als Fieber. Deshalb sollten Sie sich darüber im Klaren sein, dass es sich um ein Warnsignal Ihres Körpers handelt, wenn Ihre normale Körpertemperatur unterhalb des gesunden Bereiches liegt.

Wie kommt es aber zum Absinken der Körpertemperatur? Die Hauptursache ist Stress. So wie es in der Bezeichnung »Stressgesellschaft« für unsere moderne Gesellschaft zum Ausdruck kommt, ist unser Leben von alltäglichem Stress in vielerlei Gestalt geprägt. Stress gibt es in verschiedenen Formen wie körperlichem, seelischem und umweltbedingtem Stress. Grob gesagt lässt sich bei Stress auch zwischen dem einmaligen »kleinen Stress« und dem chronischen »großen Stress« unterscheiden.

Unser Körper verfügt jedoch über zwei Verfahrensweisen, um mit Stress umzugehen und die Gesundheit zu bewahren. Die erste Funktion ist die Herstellung des Gleichgewichts im vegetativen Nervensystem. Denn mit dem Sympathikus und dem Parasympathikus gibt es in unserem Körper zwei sich ergänzende Teile des Nervensystems, die gemeinsam den Körper steuern und für das vegetative Gleichgewicht sorgen.

Wenn wir zum Beispiel arbeiten, Sport treiben oder uns aggressiv verhalten, wird der Körper vom Sympathikus gesteuert. Wenn wir dagegen schlafen oder uns entspannen, übernimmt der Parasympathikus die Regie. Auch unser Immunsystem, das unseren Körper vor allen möglichen Krankheiten bewahren soll, ist so programmiert, dass es auf der Grundlage des vegetativen Gleichgewichts funktioniert. Diese Balance regelt das Immunsystem, das unseren Körper vor von außen eindringenden Stressfaktoren wie Bakterien oder Viren schützt.

Ferner verfügt der Körper über eine zweite Funktion, die bei Schäden an den Zellen, den Bausteinen unseres Organismus, beziehungsweise bei im Körperinneren entstehendem Stress aktiv wird: das hormonelle Gleichgewicht. Das hormonelle Gleichgewicht wird von den Nebennieren reguliert. Dieses unauffällige, kleine innere Organ sitzt auf den Nieren und hat die Form eines *onigiri* (jap. Reiskloß). Die Funktion der Nebennieren besteht jedoch nicht darin, die Nierentätigkeit zu unterstützen. Vielmehr hat diese Drüse die Aufgabe, die als Kortikoide bezeichneten Rindenhormone zu bilden, mit deren Hilfe unter anderem Zellschäden repariert werden.

Auf diese Weise sorgen Immunsystem und Hormonsystem dafür, dass unser Körper vor verschiedenen Formen von Stress geschützt wird. Wenn diese beiden Funktionen normal arbeiten, bleiben wir gesund. Doch diese Systeme haben leider auch ihre Grenzen. Wenn starker Stress über lange Zeit andauert, stehen Sympathikus und Parasympathikus unter übermäßiger Spannung, und das führt dann zu Störungen des vegetativen Gleichgewichts. Genauso ermüden die Nebennieren bei lange andauerndem, starkem Stress, bis sie zuletzt die Produktion von Kortikoiden einstellen.

Wenn das vegetative Gleichgewicht gestört ist, verschlechtert sich die Blutzirkulation, und das führt unter anderem auch zum Absinken der Körpertemperatur. Wenn das hormonelle Gleichgewicht gestört ist, verzögert sich die Regeneration beschädigter Zellen. Weil dadurch die Zellenergie absinkt, führt das ebenfalls zu niedriger Körpertemperatur.

Deshalb ist die Körpertemperatur der beste Indikator, um zu beurteilen, ob diese Funktionen richtig arbeiten oder nicht. Einfach gesagt funktionieren sowohl das Immunsystem als auch die Hormonsekretion normal, wenn die Körpertemperatur normal ist. Wenn die Temperatur so hoch ist, dass man von Fieber sprechen kann, ist das Immunsystem damit beschäftigt, die im Körper aufgetretenen Störungen zu korrigieren. Bei zu niedriger Körpertemperatur dagegen lässt einerseits die Funktion des Immunsystems nach, und andererseits kommt es zu Störungen der Hormonsekretion.

Warum wird man bei niedriger Körpertemperatur nun krank? Einerseits hat die Temperatur einen großen Einfluss auf das Immunsystem. Wenn die Körpertemperatur um 1 Grad sinkt, lässt die Immunstärke um rund 30 Prozent nach. Und wenn die Immunstärke nachlässt, kann der Körper nicht mehr richtig vor Bakterien und Viren geschützt werden. Aufgrund von Fehlfunktionen kann es dazu kommen, dass das Immunsystem die eigenen Körperstrukturen angreift und so Krankheiten entstehen.

Eine niedrige Körpertemperatur führt auch zu Übersäuerung und zur Beschleunigung des Alterungsprozesses. Außerdem verschlechtert sich der Stoffwechsel gesunder Zellen bei einer niedrigen Körpertemperatur. Dagegen vermehren sich Krebszellen bei niedrigen Körpertemperaturen von etwa 35 Grad Celsius besonders stark. Kurz gesagt: Wenn bei niedriger Temperatur die Abwehrkräfte nachlassen, führt das zum Ausbruch und zur Verschlimmerung von Krankheiten. Wenn sich dadurch der körperliche Zustand verschlechtert und die Temperatur weiter absinkt, gerät der Organismus in eine »negative Spirale«.

Was können wir nun tun, um gesund zu bleiben? Die einfachste und wirkungsvollste Methode, um einen gesunden, gegen Krankheit gefeiten Körper zu bekommen, ist die Erhöhung der Körpertemperatur. Wir sollten uns bemühen, zeitweise die Körpertemperatur zu erhöhen und sie konstant hoch zu halten. Ich habe dieser Vorgehensweise den Namen »Methode zu Erhöhung der Körpertemperatur« gegeben. Wenn wir diese beiden Punkte realisieren, können wir ein gesundes Leben führen.

Wie erwähnt lässt die Immunstärke um 30 Prozent nach, wenn die Körpertemperatur um 1 Grad Celsius absinkt. Wissen Sie auch, in welchem Maße die Immunstärke zunimmt, wenn die Körpertemperatur um 1 Grad steigt? Tatsächlich um erstaunliche 500 bis 600 Prozent; das heißt, wenn die Körpertemperatur lediglich um 1 Grad steigt, verstärkt sich die Immunkraft um das Fünf- bis Sechsfache. Wenn man bei einer Erkältung Fieber bekommt, so ist dies eine Abwehrreaktion des Körpers, um die Abwehrkräfte durch Erhöhung der Körpertemperatur zu stärken.

Jene negative Spirale kommt in Gang, wenn durch niedrige Körpertemperatur das Immunsystem geschwächt wird und die Krankheitssymptome sich weiter verschlimmern. Wenn man dagegen die Temperatur bewusst auf eine höhere Stufe bringt, wird das Immunsystem gestärkt und die Zellschäden werden repariert. Das versetzt den Organismus in die Lage, das hormonelle Gleichgewicht und andere Funktionen zur Bewahrung der Gesundheit zu regulieren.

Wie es im Untertitel dieses Buches zum Ausdruck kommt, können wir uns durch Erhöhung der Körpertemperatur einen gegen Stress und Krankheiten widerstandsfähigen, gesunden Körper bewahren. Was ist nun die beste Methode, um die Temperatur dauerhaft zu erhöhen? Mit einem Wort gesagt ist das Muskeltraining. Denn die Muskeln sind das größte Organ zur Hitzeerzeugung. Auch die Tatsache, dass Frauen kälteempfindlicher als Männer sind, hängt damit zusammen, dass Frauen weniger Muskelmasse haben. In diesem Zusammenhang ist zu beachten, dass es hier nicht darum geht, die Muskelmasse zu vergrößern, sondern darum, die Muskeln zu trainieren. Wenn man die Muskeln trainiert, nehmen sie auch in gewissem Umfang zu; Muskelbildung allein bedeutet jedoch nicht, die Muskeln zu trainieren. Besonders die Frauen, die eine Aversion gegen stärkeres Muskelwachstum haben, sollten wissen, dass Muskeltraining und Bodybuilding völlig verschiedene Dinge sind. Wenn ich sage: »Trainieren Sie Ihre Muskeln!«, so werden sich viele Frauen besorgt fragen, ob sie dadurch nicht ihre gute Figur verlieren. In Wirklichkeit ist es aber geradezu unbedingt erforderlich, die Muskeln zu trainieren, wenn man möglichst lange eine gute Figur behalten will.

Leider führt die Dauerbelastung des Körpers durch die Schwerkraft im Lauf der Jahre dazu, dass eine auch noch so gute Figur verloren geht. Wenn man allerdings die Muskeln an den richtigen Körperstellen trainiert, wirken die so trainierten Muskeln der Schwerkraft entgegen und sorgen so für die Bewahrung der guten Figur.

Eine niedrige Körpertemperatur verursacht im Körper auch Schäden auf der zellularen Ebene. Dagegen ist eine dauerhafte Erhöhung der Temperatur die beste Anti-Aging-Geheimstrategie, denn das macht uns nicht nur widerstandsfähiger gegen Krankheiten, sondern auch jugendlicher. Als Arzt behaupte ich, dass Sie gesünder werden, wenn Sie die Körpertemperatur erhöhen.

Wenn es darum geht, Krankheiten zu heilen oder zu verhindern, ist es besonders wichtig, dass wir uns um unseren eigenen Körper kümmern und alle Kräfte, die ihm ursprünglich zur Verfügung stehen, mobilisieren. Doch weil wir jeden Tag so überaus beschäftigt sind, fehlt es uns an Zeit, um uns mit unserem Körper zu befassen und ihn richtig zu pflegen. Deshalb sind viele Menschen nicht in der Lage, ihre angeborenen Kräfte in vollem Maße zu nutzen. Kurzfristig mag das ja nichts ausmachen, doch falls wir unsere Gesundheit über längere Zeit vernachlässigen, werden wir irgendwann feststellen müssen, dass der Alterungsprozess schon deutlich fortgeschritten ist, bis wir unserem Körper endlich die nötige Beachtung schenken.

Weil im Körper verschiedene Regulationsmechanismen bereitstehen, bleiben die Schäden bis zu einem bestimmten Punkt unter der Oberfläche, doch wenn dieser Punkt überschritten wird, kommt es häufig zu einer plötzlichen Verschlechterung des Gesundheitszustands. Tatsache ist, dass die ursprünglichen Fähigkeiten unseres Körpers viel großartiger sind, als wir uns das normalerweise vorstellen. Wenn wir ein Leben zu führen beginnen, das auch mehr Rücksicht auf die Zellen nimmt, die unseren ganzen Körper bilden, und ihnen Aufmerksamkeit schenkt, dann werden die ursprünglichen Kräfte unseres Körpers bald wiederhergestellt.

Zunächst möchte ich Ihnen einen allgemeinen Eindruck davon vermitteln, über welch großartige Funktionen Ihr eigener Körper verfügt, und Ihnen danach aufzeigen, welch wunderbare Wirkungen die Erhöhung der Körpertemperatur mit sich bringt. Am wichtigsten ist mir aber, dass Sie die Dinge, die Ihnen hier theoretisch erklärt werden, mit in Ihren Alltag integrieren, um Ihre Lebensqualität zu verbessern. Es ist mein größter Wunsch, dass dieses Buch Ihnen dabei hilft, Ihre Körpertemperatur zu erhöhen, und sich dadurch Ihre Lebensqualität verbessert.

Kapitel I

Wenn man die Körpertemperatur erhöht, wird man gesund

Körpertemperatur und Abwehrkraft

Nehmen Sie alle ein Bad, wenn bei Ihnen eine Erkältung im Anzug ist? Wenn in meiner Kindheit bei mir eine Temperatur von 37 Grad Celsius gemessen wurde, hieß es, es sei besser, kein Bad zu nehmen. Dagegen möchte ich Ihnen heute raten, in diesem Fall lieber ein Bad zu nehmen. Mit anderen Worten, bei hohem Fieber in Verbindung mit Kältegefühl, bei Schüttelfrost, ist es besser, auf ein Bad zu verzichten, aber bei einer Körpertemperatur knapp über 37 Grad verschwindet eine Erkältung schneller, wenn man ein Bad nimmt und den Körper in aller Ruhe aufwärmt. Warum heilt eine Erkältung schneller, wenn man den Körper aufwärmt? Weil die Abwehrkraft gestärkt wird, wenn die Körpertemperatur steigt. Denn unser Immunsystem steht in einer engen Verbindung mit der Körpertemperatur. Wenn die Körpertemperatur um 1 Grad sinkt, wird die Abwehrkraft um circa 30 Prozent schwächer. Umgekehrt nimmt die Abwehrkraft um 500 bis 600 Prozent zu, wenn die Temperatur um nur 1 Grad steigt. Vielleicht denken Sie, diese Zahlen können doch nicht stimmen. Zu einer solchen Steigerung der Abwehrkraft kommt es, weil sich die Funktionen eines jeden einzelnen weißen Blutkörperchens verbessern, aber nicht etwa, weil sich die Zahl der weißen Blutkörperchen vermehrt hätte.

Warum verstärkt sich aber nun die Abwehrkraft bei höherer Temperatur? Dafür gibt es zwei Gründe: erstens, weil sich die Durchblutung verbessert, und zweitens, weil die Enzymaktivität zunimmt. Dass sich die Abwehrkraft durch bessere Durchblutung verbessert, hängt in erster Linie mit den verschiedenen Immunfunktionen der weißen Blutkörperchen zusammen.

Bekanntlich transportiert das Blut einerseits Sauerstoff, Nährstoffe und Enzyme zu den rund 60 Billionen Zellen, aus denen unser Körper besteht; andererseits hat es die Aufgabe, Abfallstoffe abzutransportieren. Aber das Blut hat noch eine weitere wichtige Aufgabe: Es ist auch verantwortlich für das Immunsystem.

Einfach gesagt, die weißen Blutkörperchen (Leukozyten) wachen darüber, ob Fremdstoffe in den Körper eingedrungen sind oder nicht. Wenn sie Fremdstoffe aufspüren, treten sie sofort in Aktion. Dabei ergreifen die weißen Blutkörperchen selbst die Abwehrmaßnahmen, rufen gleichzeitig aber auch Verstärkung durch weitere Leukozyten herbei. Durch derartig rasche Gegenmaßnahmen kann ein gesunder Körper die eingedrungenen Bakterien oder Viren vernichten und so die Gesundheit schützen.

Was geschieht aber in solchen Situationen bei einer schlechten Durchblutung? Dann kommt es letztlich dazu, dass die weißen Blutkörperchen nicht mehr so schnell zu Hilfe eilen können, selbst wenn sie herbeigerufen werden. Wenn die zur Vernichtung von Viren und Fremdkörpern notwendige Zahl von weißen Blutkörperchen nicht rechtzeitig zur Stelle ist, wird das Immunsystem nicht mehr mit

schädlichen Eindringlingen fertig, und das führt schließlich zum Ausbruch von Krankheiten.

Bei Erkältung ein Bad nehmen

Ein weiterer wichtiger Faktor ist die Enzymaktivität.

Für alle Vorgänge in unserem Körper sind Enzyme notwendig. Bei diesem Begriff werden viele an die Verdau-
ungsenzyme oder an die Enzyme bei der alkoholischen
Gärung denken. Um den Organismus am Leben zu erhalten, laufen in seinem Inneren ständig die verschiedensten
biochemischen Reaktionen ab. Für all diese Prozesse benötigt der Organismus Enzyme als Katalysatoren, wie zum
Beispiel für die Aufspaltung von Nahrung oder Alkohol bei
der Verdauung, für die Aufnahme von Nährstoffen in den
Verdauungstrakt, für die Ausscheidung von Abfallproduk-
ten aus dem Körper, für den Zellstoffwechsel oder die
Energiegewinnung in den Zellen.

Die Enzyme, die der Mensch für all seine Aktivitäten
und zur Bewahrung des Lebens benötigt, werden im Inneren der Zellen erzeugt. Man kann sagen, dass Enzyme zur
Aufrechterhaltung des Lebens unbedingt notwendig sind.
Die lebenswichtigen Enzyme werden aktiv, wenn die Körpertemperatur im Bereich von 37 Grad Celsius liegt. Je höher die Körpertemperatur, desto besser funktionieren die

Enzyme. Der entscheidende Grund dafür, dass die weißen Blutkörperchen bei höheren Temperaturen besser arbeiten, ist die Aktivierung ganz bestimmter Enzyme bei dieser Temperatur.

Zwar vertragen andere Enzyme Hitze sehr schlecht, aber das gilt vor allem für die Enzyme in der Nahrung, die bei höheren Temperaturen zerstört werden. Sie sollten wissen, dass Enzyme grundsätzlich umso aktiver sind, je höher die Körpertemperatur ist. Enzyme werden erst bei Temperaturen über 48 Grad zerstört. Da solche Temperaturen im menschlichen Körper niemals erreicht werden, braucht man sich keine Sorgen zu machen, dass hier Enzyme zerstört werden könnten.

Bei Erkältung und Fieber will der Organismus die Immunkraft sowohl durch eine bessere Durchblutung als auch durch gesteigerte Enzymaktivität stärken, um Bakterien und Viren zu beseitigen. Wenn man deshalb bei den ersten Anzeichen einer Erkältung ein Bad nimmt, schafft man für das Immunsystem von außen her Bedingungen, unter denen Viren und andere Fremdkörper besser bekämpft werden und die Erkältung somit schneller heilen kann.

Wenn Sie das Gefühl haben, dass eine Erkältung im Anzug ist, sollten Sie sich gemütlich in die Badewanne legen, um den Körper gründlicher aufzuwärmen als sonst. Wenn Sie sich dann so weit aufgewärmt haben, dass Ihr Gesicht glüht, empfiehlt es sich, ohne Abkühlung in diesem Zustand ins Bett zu gehen und ausreichend zu schlafen.

Warnung vor Fieber senkenden Mitteln

Den Körper aufzuwärmen ist eine Gesundheitsmethode, die Sie nicht nur bei Erkältungen, sondern auch bei anderen Gelegenheiten praktizieren sollten. Was ich Ihnen nun erzähle, ist mir etwas peinlich, aber wenn ich in meiner Kindheit eine Erkältung bekam oder mich nicht wohl fühlte, musste ich unbedingt zwei Unterhosen anziehen. Wenn ich zu niesen oder zu husten begann oder sich Anzeichen einer Erkältung zeigten, gab mir meine Mutter keine Erkältungstabletten, sondern eine zweite Unterhose.

Inzwischen ist mir klar, dass der Körper wärmer wird, wenn man zwei Unterhosen übereinander anzieht, aber damals habe ich meine Mutter einmal halb verschämt, halb verwundert gefragt: »Warum muss ich denn zwei Unterhosen anziehen?« Sie antwortete bloß: »Das wird von alters her in der Familie Saitō so gemacht«, ohne mir eine richtige Erklärung zu geben. Auch wenn diese Methode nach Hokuspokus aussehen mochte, so war sie doch ziemlich wirksam.

Unabhängig von der Methode, ob nun mit zusätzlicher Unterwäsche, einem Bad, einer Bauchbinde, einem Wärmebeutel oder einer Wärmflasche, ist es wichtig, den Körper aufzuwärmen, wenn man sich nicht gut fühlt und fröstelt. Trotzdem tun viele Leute genau das Gegenteil.

Ein Beispiel dafür sind die Mittel gegen Erkältungen: »Wenn Sie sich nicht wohl fühlen, Ihnen kalt ist, dann nehmen Sie ...« – solche Werbespots sieht man nur allzu oft im Fernsehen. Auf keinen Fall sollten Sie bei den ersten Symptomen einer Erkältung Medikamente nehmen, denn das schadet Ihrem Körper nur. Die normalen Erkältungsmittel bekämpfen nicht die Viren, die Verursacher der Erkältung, sondern enthalten verschiedene pharmazeutische Wirkstoffe lediglich zur Linderung von Symptomen. Die meisten dieser Wirkstoffe hemmen die Funktion des Parasympathikus und stimulieren den Sympathikus. Wenn deshalb überarbeitete und ermüdete Menschen Erkältungsmittel nehmen, besteht letzten Endes die Gefahr, dass der bereits beeinträchtigte Blutkreislauf sich weiter verschlechtert, die Körpertemperatur sinkt und die Immunkraft geschwächt wird.

Noch schlechter als Erkältungsmittel ist die Einnahme von fiebersenkenden und schmerzlindernden Medikamenten (Antipyretika und Analgetika). Denn fast alle derartigen Medikamente haben die Eigenschaft, den Sympathikus zu stimulieren. Das ist aber nicht das einzige Risiko. Was diese Mittel gefährlich macht, ist der Umstand, dass sie – wie ihr Name sagt – die Körpertemperatur senken. Weil hitzeempfindliche Menschen oder Menschen, die normalerweise eine niedrige Körpertemperatur haben, schon bei 37 Grad Celsius meinen, unter Fieber zu leiden, greifen sie gern zu fiebersenkenden Medikamenten. In solchen Fällen handelt es sich aber um eine notwendige Erhöhung der Körpertemperatur, um das Immunsystem zu stärken und Infektionen zu bekämpfen. Dagegen hat die

Einnahme fiebersenkender Mittel negative Folgen, denn dadurch werden die Funktionen des Immunsystems behindert.

Deshalb verschreiben Ärzte, die mit den Risiken von Antipyretika vertraut sind, nicht ohne weiteres solche Mittel. Bei alten oder geschwächten Menschen kann es notwendig sein, bei Temperaturen von über 38,2 Grad fiebersenkende Mittel zu verordnen. In solchen Fällen empfiehlt sich die Einnahme von Nichtopioid-Analgetika wie Paracetamol, die den Organismus am wenigsten belasten. Dabei sollte der Zustand des Patienten sorgfältig beobachtet und die Medikation so fein eingestellt werden, dass die Körpertemperatur im Bereich von 37,5 bis 38 Grad bleibt. Auf keinen Fall sollte der Arzt so vage Dosierungsanweisungen geben wie: »Eine Tablette nach jeder Mahlzeit.«

Eigentlich ist die Verordnung von Medikamenten keine einfache Sache, und wenn es sich um frei verkäufliche Mittel handelt, sollte man sie nicht leichtfertig einnehmen. In den USA werden heutzutage bei beginnender Erkältung fast keine Medikamente mehr verschrieben. Auch ich als Arzt nehme bei einer Erkältung keine Medizin, sondern Vitamin C und Magnesium. Vitamin C nehme ich deshalb zusammen mit Magnesium ein, weil es in Kombination mit Bioflavonoiden, Kalzium und Magnesium besser wirkt. Da bei normaler Ernährung tendenziell ein Magnesiummangel besteht, nehme ich es zusätzlich, damit Vitamin C besser wirken kann.

Bei niedriger Körpertemperatur werden Krebszellen aktiv

Wissen Sie, dass sich Krebszellen bei Menschen mit niedriger Körpertemperatur leichter vermehren? Tatsächlich haben viele Menschen, bei denen Krebs ausbricht, eine niedrige Körpertemperatur; außerdem beschleunigt sich bei niedriger Temperatur die Vermehrung der Krebszellen.

Warum können sich Krebszellen unter diesen Bedingungen leichter vermehren? Um das zu erklären, muss ich ziemlich weit in der Evolution des Lebens zurückgehen. Vor etwa zwei Milliarden Jahren kam es zu einer Art von »Vereinigung«, aus der unsere allerältesten »Vorfahren« hervorgingen: die Inkorporierung der Mitochondrien in die Urzellen.

Wir Menschen sowie die meisten der existierenden Lebewesen können nicht ohne Enzyme leben, aber in jener Vorzeit, als das Leben auf der Erde entstand, gab es noch keine Enzyme. Daher bildeten sich die ersten lebenden Organismen, die sogenannten Urzellen, als Wesen, die ohne Enzyme existieren konnten. Für uns sind Enzyme notwendig, weil wir sie zur Energiegewinnung benötigen. Dagegen hatten die Urzellen mit ihrem anaeroben Stoffwechsel ein Verfahren zur Energiegewinnung, das ohne Enzyme ablief.

Als in einer späteren Phase der Evolution Enzyme entstanden, bildeten sich Organismen mit aerobem Energiestoffwechsel, bei dem Enzyme benötigt werden. Das sind die sogenannten Mitochondrien. Wir Menschen sind die »Nachfahren« einer dritten Lebensform, die aus der Vereinigung von Urzelle und Mitochondrium entstand. Das wird durch die Tatsache belegt, dass in den Zellen unseres Körpers noch Mitochondrien existieren.

Es gibt noch einen weiteren Beweis dafür: In unserem Körper finden sich Zellen, die ihre ursprüngliche Lebensform bewahrt haben: Das heißt, es werden Zellen mit anaerobem Stoffwechsel und Zellen mit aerobem Stoffwechsel vererbt.

Um welche Zellen handelt es sich dabei? Es handelt sich um die männliche Spermazelle und die weibliche Eizelle. Die Spermazelle mit ihrem anaeroben Stoffwechsel entspricht der Urzelle; die Eizelle mit ihrem aeroben Stoffwechsel entspricht dem Mitochondrium.

Zellen mit anaerobem Stoffwechsel haben fast keine Enzyme und bevorzugen ein Milieu mit niedriger Körpertemperatur. Zu ihren Eigenschaften gehört es, dass in einem solchen Milieu die Zellteilung besser funktioniert. Dagegen ist für Zellen mit aerobem Stoffwechsel ein warmes Milieu mit guter Blutversorgung besser geeignet.

Bekanntlich ist es zu empfehlen, die Hoden des Mannes zu kühlen, während man den Unterleib der Frau nicht abkühlen sollte, und zwar deshalb, weil die Spermazelle einen anaeroben Stoffwechsel und die Eizelle einen aeroben Stoffwechsel hat. Die Tatsache, dass sich der Hodensack (Skrotum) sozusagen außerhalb des Körpers befindet, lässt sich so verstehen, dass auf diese Weise dafür gesorgt wird, dass die Spermazellen nicht bei zu hoher Temperatur absterben. Da unsere Körperzellen aus der Vereinigung von Sperma- und Eizelle entstanden sind, verfügen sie über einen Zyklus der Energiegewinnung aus sowohl anaerobem als auch aerobem Stoffwechsel.

Zum Beispiel ist leichter Sport wie Walking eine Form von aerober Bewegung. Die dabei umgesetzte Energie wird aus einem Energiestoffwechsel unter Beteiligung von Enzymen gewonnen. Wenn man dagegen hart trainiert, wie zum Beispiel beim Bankdrücken oder Gewichtheben, reicht die Energiegewinnung aus aerobem Stoffwechsel nicht mehr aus. Dann schaltet der Körper auf anaeroben Stoffwechsel um. Das macht es möglich, bei einem harten Training große Mengen von Energie freizusetzen, wenn man die Luft anhält.

Nach langer Vorrede komme ich nun wieder zum Thema: Der Grund, warum Krebszellen sich bei niedriger Körpertemperatur leichter vermehren können, besteht in Wirklichkeit darin, dass Krebszellen sich mit Energie aus anaerobem Stoffwechsel vermehren. Dass normale Zellen zu Krebszellen werden, ist darauf zurückzuführen, dass der auf den Mitochondrien basierende aerobe Stoffwechselprozess zum Erliegen kommt und die betreffenden Zellen in der Weise mutieren, dass sie sich dann mit Hilfe anaerober Energie vermehren.

Für Krebszellen mit anaerobem Stoffwechsel ist eine niedrige Körpertemperatur günstig. Krebszellen gibt es nicht nur im Körper von Krebspatienten. Auch im Körper gesunder Menschen entstehen jeden Tag Krebszellen, die dann wieder verschwinden. Zur Vorbeugung gegen Krebs ist es deshalb am besten, einen Zustand dauerhaft erhöhter Körpertemperatur zu erreichen.

Für krebskranke Menschen ist es folglich von großem Nutzen, die Körpertemperatur zu erhöhen. Denn das stimuliert die Aktivität der »natürlichen Killerzellen« (NK-Zellen), einer Art von Lymphozyten, welche die Krebszellen angreifen. Zu einer erhöhten Aktivität der NK-Zellen kommt es bei Temperaturen von über 37 Grad Celsius. Da sich die Körpertemperatur erhöhen lässt, indem man es sich zur Gewohnheit macht, ein Bad zu nehmen oder Stretching zu praktizieren, unterstützt man auf diese Weise auch den Körper bei der Bekämpfung von Krebszellen.

Metabolisches Syndrom und schädliche Hormone

In dem vom japanischen Wohlfahrts- und Arbeitsministerium veröffentlichten »Nationalen Gesundheits- und Ernährungsbericht 2006« ist unter anderem zu lesen, dass jeder zweite Mann und jede fünfte Frau im Alter zwischen 40 und 74 Jahren vom sogenannten metabolischen Syndrom oder seinen Vorstufen betroffen sind.

An dieser Stelle möchte ich noch einmal die diagnostischen Kriterien des metabolischen Syndroms aufzählen. International anerkannt ist die Definition der *International Diabetes Federation* (IDF, 2005), die folgende Risikofaktoren des metabolischen Syndroms auflistet:

1. bauchbetontes Übergewicht: bei Männern bei einem Bauchumfang von über 85 cm, bei Frauen von über 90 cm.

Zu diesem Hauptfaktor kommen noch mindestens zwei der drei weiteren Risikofaktoren:

2. erhöhte Triglyzeridwerte über 150 mg/dl sowie niedriges HDL-Cholesterin unter 40 mg/dl bei Männern und 50 mg/dl bei Frauen.
3. Bluthochdruck über 130 mmHg systolisch und über 85 mmHg diastolisch.
4. Blutzuckerwerte (nüchtern) über 110 mg/dl.

In Wirklichkeit sind in Japan jedoch viermal mehr Männer als Frauen von diesem Risiko betroffen (und nicht jeder zweite Mann und jede fünfte Frau zwischen 40 und 74). Es gibt drei physiologische Gründe dafür, dass Männer häufiger als Frauen vom metabolischen Syndrom betroffen sind. Der erste Grund ist Überernährung und der zweite Bewegungsmangel. Von entscheidender Bedeutung ist aber ein weiterer Grund, der ausschließlich Männer betrifft, und deshalb besteht bei Männern ein erhöhtes Risiko für das metabolische Syndrom. Dabei handelt es sich um die

Wechseljahre des Mannes (Andropause; in der Fachsprache engl. abgekürzt PADAM, *partial androgen deficiency in the aging male* = »partielles Androgendefizit beim alternden Mann«).

Früher war man der Meinung, allein Frauen wären von den Wechseljahren betroffen. Doch da die Forschung inzwischen auf diesem Gebiet Fortschritte gemacht hat, findet die Tatsache, dass immer mehr Männer unter Wechseljahresbeschwerden leiden, zunehmend Anerkennung.

So wie es bei Frauen zur Menopause kommt, wenn die Produktion des weiblichen Hormons Östrogen nachlässt, so kommt es bei Männern zur Andropause, wenn die Produktion des männlichen Hormons Testosteron nachlässt. In beiden Fällen kommt es zum Absinken der Produktion von Sexualhormonen, aber die Symptome sind völlig verschieden.

Im Gegensatz zu den Frauen, bei denen es in den Wechseljahren vor allem zu körperlichen Symptomen wie unregelmäßiger Menstruation oder Hitzewallungen kommt, treten bei Männern vor allem depressionsähnliche psychische Symptome auf. Deshalb ist eine ziemlich große Zahl von depressiven Männern von solchen Problemen betroffen. Eine von der urologischen Abteilung an der Klinik der Universität Tōkyō durchgeführte Studie kommt zu dem Ergebnis, dass bei älteren depressiven Männern 50 Prozent der Fälle auf Wechseljahresbeschwerden zurückzuführen sind. Bei den Frauen zeigen sich in den Wechseljahren erhebliche Unterschiede in der Stärke der Symptome, aber im Allgemeinen folgt die Menopause einem natürlichen Rhythmus, dem alle Frauen unterworfen sind.

Ursprünglich erreicht die Produktion des männlichen Sexualhormons ihren Höhepunkt im Alter von 30 Jahren und nimmt dann bis zum Tod allmählich um ein Prozent pro Jahr ab. Bei gesunden Männern läuft dieser Prozess gewöhnlich nach diesem Muster ab. Es gibt jedoch Männer in den Wechseljahren, bei denen die Testosteronproduktion, die eigentlich jährlich um ein Prozent sinken sollte, plötzlich stark nachlässt. Das läuft dem natürlichen Rhythmus zuwider, und es kann in der Folge zu verschiedenartigen Wechseljahresbeschwerden kommen.

Warum kommt es nun zu solchen plötzlichen Veränderungen? Und warum nimmt die Zahl der betroffenen Männer heutzutage zu? Der Grund dafür ist Stress. Den Mechanismus für das Nachlassen der Testosteronproduktion werde ich an späterer Stelle erklären; hier möchte ich Ihnen lediglich aufzeigen, wie dieser plötzliche Abfall mit dem metabolischen Syndrom zusammenhängt. Dabei fällt auf, dass das metabolische Syndrom bei Männern im mittleren und fortgeschrittenen Alter häufig auftritt.

Wenn allein Überernährung und Bewegungsmangel die Gründe dafür wären, dann müsste auch bei der jüngeren Generation von zehn- bis dreißigjährigen Männern der gleiche Prozentsatz vom metabolischen Syndrom betroffen sein. Doch in Wirklichkeit speichern jüngere Menschen, auch wenn sie genauso wie die Älteren zu viel essen und sich zu wenig bewegen, Fett nicht als Organfett im

Körperinnern, sondern subkutan (unter der Haut). Selbst wenn sie dadurch fettleibig werden, kommt es nur in wenigen Fällen zum metabolischen Syndrom.

Wenn man die verschiedenen medizinischen Daten miteinander vergleicht, stellt man fest, dass Testosteron und Organfett sich fast immer umgekehrt proportional zueinander verhalten. Das bedeutet, dass Fett kaum als subkutanes Fett, sondern vor allem als Organfett gespeichert wird, wenn der Testosteronspiegel sinkt. Es ist ein Irrtum zu glauben, dass subkutanes Fett und Organfett zwar an verschiedenen Körperstellen abgelagert werden, aber ein und dasselbe Fett seien. Denn im Gegensatz zu subkutanem Fett besitzt Organfett gefährliche Eigenschaften, zu denen auch die Bildung der sogenannten Adipocytokine gehört. Adipocytokine ist der Oberbegriff für eine Reihe von Hormonen mit schädlichen Auswirkungen auf den Organismus.

Im Allgemeinen handelt es sich bei Hormonen um Substanzen, die in der richtigen Dosis gute, in zu großer Menge aber schädliche Wirkungen haben. Deshalb kann man die Eigenschaften der Hormone generell nicht als entweder schlecht oder gut bezeichnen. Doch bei der Gruppe der Adipocytokine ist das anders, denn hierbei handelt es sich fast ausschließlich um »schlechte Hormone«, die besser nicht gebildet werden sollten.

Repräsentative Vertreter der Adipocytokine sind unter anderem das Peptidhormon Resistin, das die Wirkung von Insulin hemmt und dadurch Diabetes auslösen kann, und den TNF-α (Tumornekrosefaktor-α, früher: Kachektin), der Entzündungen der Blutgefäße verursachen und zu Arteriosklerose führen kann. Die Hormone dieser Gruppe sind unter anderem dafür verantwortlich, dass die Speicherung von Organfett das Risiko von Diabetes, Bluthochdruck oder anomalen Blutfettwerten erhöht. Da das Absinken der Testosteronproduktion in der Andropause zu vermehrter Speicherung von Organfett führt, ist in diesem Lebensalter bei Männern das Risiko für das metabolische Syndrom um vier Mal höher als bei Frauen.

Die Bedeutung der morgendlichen Erektion für den Mann

Weil die Wechseljahre bei Männern nicht von so dramatischen Symptomen begleitet sind wie bei Frauen, merken die meisten Männer nicht, dass sie selbst schon die Wechseljahre erreicht haben. Während es für Frauen mit der Gynäkologie einen etablierten Fachbereich für spezifische Frauenbeschwerden gibt, ist der entsprechende Fachbereich für Männer, die Andrologie, noch nicht so weit entwickelt. Das ist einer der Gründe dafür, dass sich die Wechseljahre bei Männern nicht so einfach bestimmen lassen.

Wie kann ein Mann aber nun feststellen, ob er in den Wechseljahren ist oder nicht? Wenn bei Frauen zum Beispiel die Menstruation zu spät oder zu früh eintritt oder die Periode unregelmäßig wird, ist ihnen klar, dass die Östrogenproduktion nachgelassen hat. Tatsächlich gibt es auch für Männer einen Indikator, der ihnen anzeigt, dass die Testosteronproduktion nachgelassen hat: Das ist die morgendliche Erektion vor dem Aufwachen.

Es ist nicht allgemein bekannt, dass Männer im Schlaf über längere Zeiträume eine Erektion haben, die als »nächtliches Erektionsphänomen« (engl. NPT = *Nocturnal Penile Tumescence*) bezeichnet wird. Das NPT dauert umso länger an, je jünger der Mann ist. Im Alter von 20 bis 30 Jahren dauert die Erektion etwa die Hälfte der gesamten Schlafenszeit; zwischen 40 und 50 verringert sich das auf ein Viertel und zwischen 50 und 60 auf ein Fünftel.

Im Schlaf des Menschen wiederholen sich abwechselnd REM-Phasen (engl. REM = *Rapid Eye Movement*), in denen der Körper ruhen kann, und Non-REM-Phasen, in denen das Gehirn ruhen kann. NPT findet in REM-Phasen statt. Die Erektion während der letzten REM-Phase wird dann beim Aufwachen registriert. Das ist die morgendliche Erektion. Das NPT verkürzt sich, wenn die Testosteronproduktion absinkt. Wenn man also morgens natürlich aufwacht, ohne einen Wecker zu benutzen, und keine Erektion bemerkt, kann das ein Hinweis auf Wechseljahresbeschwerden sein.

Warum gilt das nur für das Aufwachen ohne Wecker? Wenn wir natürlich aufwachen, befinden wir uns garantiert in einer REM-Phase, während ein Wecker uns auch in einer Non-REM-Phase aus dem Schlaf holen kann. Da in Non-REM-Phasen das NPT reduziert ist, lässt sich nicht genau beurteilen, ob bereits Wechseljahresprobleme vorliegen. Wenn Sie dies nachprüfen wollen, sollten Sie das also tun, nachdem Sie ohne Wecker aufgewacht sind.

In den Wechseljahren erhöht sich beim Mann auf der einen Seite das Risiko des metabolischen Syndroms; auf der anderen Seite lassen auch der Arbeitseifer sowie das Interesse am anderen Geschlecht und die Libido nach. In letzter Zeit nimmt auch unter jüngeren Männern die Zahl derjenigen zu, die wegen erektiler Dysfunktion (ED; auch Erektionsstörung, Potenzstörung, Impotenz) kein befriedigendes Sexualleben mehr führen können. Dieses Problem dürfte ebenfalls vor allem mit dem stressbedingten, plötzlichen Absinken der Testosteronproduktion zusammenhängen.

Die morgendliche Erektion ist für den Mann genauso wichtig wie die Menstruation für die Frau. Wenn Sie bei sich Anzeichen von Wechseljahresbeschwerden feststellen sollten, brauchen Sie nicht beunruhigt zu sein. Denn diese Probleme lassen sich beheben, wenn man sich bemüht, die Körpertemperatur dauerhaft zu erhöhen.

Auflösung von Organfett bei höherer Körpertemperatur

Die Lösung für das Problem des metabolischen Syndroms besteht darin, das zur Bildung von Adipocytokinen führende Organfett zu reduzieren. Das allein reicht als Maßnahme aus. Dagegen halte ich derzeit empfohlene Methoden wie die Reduzierung der Nahrungsaufnahme und Bewegungstherapie nicht für besonders effektiv. Denn sie beinhalten keine Maßnahmen gegen einen wichtigen Risikofaktor des metabolischen Syndroms, die Wechseljahre des Mannes.

Weil sich meiner Meinung nach Organfett nur schlecht anlagern kann, wenn genügend Testosteron produziert wird, auch wenn die Betroffenen zu viel essen und sich zu wenig bewegen, sollte man zuallererst etwas gegen die Wechseljahresbeschwerden tun.

Wie lässt sich nun die Sekretion von Testosteron normalisieren? Dazu möchte ich zuerst die Funktion der Nebennieren erklären. Für viele Leute dürfte der Name dieses inneren Organs fremd klingen, aber die Nebennieren erfüllen äußerst wichtige Funktionen im menschlichen Körper. Diese beiden kleinen Drüsen von fünf bis sechs Gramm Gewicht sitzen oben auf der linken und rechten Niere. Sie sind so gebaut, dass der etwa 90-prozentige Anteil der Nebennierenrinde die 10 Prozent des Nebennierenmarks umschließt. Die Hauptaufgabe dieser Drüse besteht darin, auf Anweisung des Gehirns verschiedene Hormone zu bilden und abzugeben.

Wenn die Funktion der Nebennieren nachlässt, hat das erhebliche Auswirkungen auf unsere Gesundheit. Im Jahr 2001 ist unter dem Titel *Adrenal Fatigue: The 21st Century Stress Syndrome*[1] ein Gesundheitsbuch erschienen, das in den USA zum Bestseller wurde. Es beschreibt ein Warnsignal, das auf die Gefahren der Überbeanspruchung der Nebennieren durch unsere moderne Lebensweise hinweist.

Zu den Substanzen, die von den Nebennieren gebildet werden, gehört auch das Hormon DHEA (Dehydroepiandrosteron). Tatsächlich hat dieses Hormon auf dem Gebiet des Anti-Aging als »Marker des langen Lebens« eine große Beachtung gefunden. Denn man hat entdeckt, dass der Mensch umso länger lebt, je mehr DHEA er zur Verfügung hat.

Keizō Miura hat vor einiger Zeit als hundertjähriger aktiver Skifahrer von sich reden gemacht, während sein Sohn, der in Japan weithin bekannte Alpinist und Skiprofi Yūichirō Miura, 2008 im Alter von 75 Jahren den Gipfel Mount Everest zum zweiten Mal bestieg. Keizō Miura ist im Januar 2006 im Alter von 101 Jahren verstorben; Laboruntersuchungen zu seinen Lebzeiten hatten ergeben, dass seine DHEA-Werte ungewöhnlich hoch waren. Das gilt

---

1   James L. Wilson, *Adrenal Fatigue: The 21st Century Stress Syndrome,* Smart Publications, Petaluma, CA, 2001; die deutsche Ausgabe *Grundlos erschöpft? Nebennieren-Insuffizienz – das Stress-Syndrom des 21. Jahrhunderts* erscheint 2011 bei Arkana.

nicht nur für Keizō Miura, sondern auch für alle gesunden Menschen über hundert, bei denen ebenfalls hohe DHEA-Werte gemessen wurden.

Wenn es zur Erschöpfung der Nebennieren kommt, verschlechtert sich ihre Funktion, und damit lässt auch die DHEA-Produktion nach. Weil es dann am nötigen Rohstoff mangelt, lässt beim Mann auch die Produktion von Testosteron nach.

Beim Mann werden die Wechseljahresbeschwerden durch folgenden Mechanismus ausgelöst:

Stress >> Erschöpfung der Nebennieren (*adrenal fatigue*) >> DHEA-Abnahme >> Testosteron-Abnahme >> Wechseljahresbeschwerden (Testosteron-Mangel-Syndrom; Abk.: PADAM).

Wenn Sie diesen Mechanismus betrachten, dürfte Ihnen auch klar werden, was man beim Mann gegen Wechseljahresbeschwerden tun kann. Dazu genügt es, seine Lebensgewohnheiten zu verbessern und seine Körpertemperatur dauerhaft zu erhöhen. Der Nutzen der Temperaturerhöhung geht dabei über die Stärkung des Immunsystems hinaus. Denn da der Organismus bei höheren Temperaturen mehr Energie verbraucht, führt eine dauerhafte Temperaturerhöhung zu einem verstärkten Abbau von Organfett.

Der größte Teil der täglich umgesetzten Energie wird dazu benötigt, den Grundstoffwechsel für unsere Lebensaktivitäten aufrechtzuerhalten. Eine Erhöhung der Körpertemperatur bedeutet einen höheren Energieverbrauch im Grundstoffwechsel. Zugespitzt formuliert bekommen wir so einen Körper, der sogar im Schlaf Energie verbraucht.

Täglich einmal die Temperatur
um 1 Grad Celsius erhöhen

In diesem Buch geht es um die Frage, auf welche Weise wir die Körpertemperatur erhöhen können. Zunächst stellt sich die Frage, ob das für Personen mit einer Normaltemperatur zwischen 35 und 36 Grad überhaupt möglich ist. Auch wenn das von vielen Menschen bezweifelt werden dürfte, ist es tatsächlich möglich, die Körpertemperatur zu erhöhen. Auch Personen mit niedriger Temperatur können dadurch wieder ein gesünderes Leben genießen. Zu diesem Zweck habe ich meine »Gesundheitsmethode zur Erhöhung der Körpertemperatur« entwickelt.

Um die Körpertemperatur zu erhöhen, sind vor allem drei Gesichtspunkte wichtig:

Der erste Punkt ist, die Körpertemperatur konsequent jeden Tag einmal um 1 Grad Celsius zu erhöhen. Das bedeutet, dass wir uns bemühen sollten, den Körper gezielt zu erwärmen. Zum Beispiel, indem wir morgens aufstehen, um Walking zu machen, heißes Wasser zu trinken oder ein Bad zu nehmen. Am wichtigsten ist es, sich anzugewöhnen, jeden Abend heiß zu baden. Die Gewohnheit, sich allabendlich in die Badewanne zu legen, ist außerhalb Japans eher selten, aber als Mittel zur Temperaturerhöhung bleibt sie unübertroffen. Die größte Wohltat, die uns die tägliche einmalige Erwärmung des Körpers um 1 Grad schenkt, ist die Aktivierung des Immunsystems.

Eine weitere Maßnahme ist allerdings noch wünschenswerter – eine Lebensweise, die zum allmählichen Ansteigen der normalen Körpertemperatur führt. Wie lässt sich das erreichen, wenn es überhaupt möglich ist? Dies soll vom folgenden Kapitel an ausführlich erläutert werden, aber kurz gesagt geht es darum, die Muskeln zu trainieren. In den letzten Jahren wurden verschiedene Methoden entwickelt, wie sich durch Muskeltraining die Körpertemperatur dauerhaft erhöhen lässt.

Natürlich liegt es mir fern, Ihnen ein Training zu empfehlen, bei dem einfach aufs Geratewohl die Muskeln vergrößert werden. Vielmehr geht es darum, Muskeln von einer hohen Qualität zu entwickeln, und dazu gibt es natürlich spezifische Methoden. Seien Sie unbesorgt – das ist überhaupt nichts Schwieriges. Mein Ziel ist es lediglich, Ihnen eine Methode näherzubringen, mit der Sie Ihre Muskeln schrittweise entwickeln können, während Sie sonst ein ganz normales Leben führen.

Niedrige Körpertemperatur als Wurzel der Krankheit; erhöhte Temperatur als Quelle von Gesundheit

Zu Anfang dieses Kapitels habe ich erwähnt, dass die Abwehrkräfte um das Fünf- bis Sechsfache steigen, wenn sich die Körpertemperatur um nur 1 Grad Celsius erhöht. Aber das ist nicht der einzige Nutzen einer höheren Temperatur. Denn wenn sich die Körpertemperatur um 1 Grad erhöht, kommt es an verschiedenen Stellen des Körpers zu dramatischen Veränderungen.

Zuerst verbessert sich der Blutkreislauf. Das führt letztlich dazu, dass eine größere Menge an Sauerstoff und Nährstoffen transportiert wird. Weil die Zellen reichlich mit Sauerstoff und Nährstoffen versorgt werden, wenn mehr Blut zirkuliert, können sich bei gleicher sportlicher Belastung die Muskeln leichter regenerieren und wachsen.

Ferner werden die Knochen aus demselben Grund wie die Muskeln stärker. Also dient es auch der Vorbeugung gegen Osteoporose, wenn sich die Temperatur um 1 Grad erhöht. Außerdem hat eine verbesserte Durchblutung positive Wirkungen auf die Verdauungsorgane wie Magen und Darm. Konkret bedeutet das eine Aktivierung der Peristaltik, damit der Magen-Darm-Inhalt besser durch den Verdauungstrakt transportiert wird. Weil im Darm entstehende Giftstoffe wie Schwefelwasserstoff und aktiver Sauerstoff zügig ausgeschieden werden, wenn die Peristaltik gut arbeitet, trägt das zur Verhinderung von Verstopfung und auch zur Vorbeugung gegen Darmkrebs bei.

Weil bei höherer Körpertemperatur nicht nur der Körper, sondern auch das Gehirn besser durchblutet wird, kann dies auch zur Verhinderung von Gedächtnisschwund oder Demenz beitragen. Weil außerdem bei höherer Körpertemperatur sich nicht nur die Durchblutung verbessert, sondern auch die Enzyme aktiviert werden, hat der Organismus noch mehr Nutzen davon.

Wenn die Enzyme aktiviert werden, verbessert sich zum Beispiel bei Diabetikern die Funktion des Insulins; der Stoffwechsel wird generell aktiver, und das bewirkt eine Verjüngung der Zellen. Wenn der Stoffwechsel aktiver ist, wird die Haut sichtlich schöner. Gleichzeitig ist das ein Zeichen dafür, dass auch die Zellen jünger und reiner werden. Davon profitiert der gesamte Organismus.

Natürlich ist nicht mit solchen positiven Wirkungen zu rechnen, wenn die Körpertemperatur nur kurzfristig erhöht ist. Zur Erzielung solch erfreulicher Ergebnisse ist es selbstverständlich notwendig, die Körpertemperatur dauerhaft um 1 Grad zu erhöhen. Weil Störungen des vegetativen Nervensystems reguliert werden, wenn die Körpertemperatur dauerhaft steigt, zeigt das auch positive Wirkungen bei männlichen Wechseljahresbeschwerden.

Kapitel II

Maßnahmen zur Erhöhung der Körpertemperatur

Bei höherer Körpertemperatur läuft alles gut

Zellschäden lassen sich nicht reparieren, wenn die Körperfunktionen gestört sind. Die beste Methode, um der durch niedrige Körpertemperatur ausgelösten »negativen Spirale« zu entgehen, ist die Erhöhung der Körpertemperatur. Das hat enorme Auswirkungen auf die Gesundheit.

Wie ich im folgenden Kapitel ausführlich erklären werde, ist eine niedrige Körpertemperatur häufig die Folge von Stress. Wenn man das bewusst ändert, ist es möglich, die Körperfunktionen wiederherzustellen und Widerstandskräfte gegen Stress zu entwickeln.

Warum ist es allein durch Erhöhung der Körpertemperatur möglich, den Gesundheitszustand zu verbessern? Wenn die Körpertemperatur sich erhöht, verändert sich zuerst der Blutkreislauf. Während sich der Kreislauf durch eine zu niedrige Körpertemperatur verschlechtert, verbessert er sich bei Erhöhung der Temperatur.

Wenn der Blutkreislauf sich verbessert, werden die durch Stress beschädigten Zellen besser mit Energie aus Glukose versorgt. Weil sich bei höherer Körpertemperatur gleichzeitig auch die Enzymaktivitäten verbessern, kann Energie effektiver erzeugt werden. Wenn die Zellen sich auf diese Weise regenerieren, wird diese Information zum Gehirn geleitet und von dort vom Hypothalamus (Teil des Zwischenhirns) zur Hypophyse (Hirnanhangsdrüse) und weiter zu anderen Hormondrüsen übertragen. Durch die

Übertragung solch positiver Informationen werden die Funktionen des gesamten Körpers reguliert.

Auf diese Weise kann die durch niedrige Temperatur ausgelöste »negative Spirale« durch Temperaturerhöhung in eine positive umgewandelt werden. Wenn der Körper durch Baden, Thermalbad oder Sauna bis zum Kern erwärmt wird, spürt man, wie sich die Müdigkeit im Körper auflöst, weil dadurch in den gestressten Körperbereichen der Normalzustand wiederhergestellt wird. Aber dieser gute Zustand hält nicht lange an. Denn wenn der Körper sich wieder abkühlt, fällt er schließlich in den alten Zustand mit niedriger Temperatur zurück. Um auf Dauer für den Körper einen optimalen Gesundheitszustand zu erreichen, ist es deshalb notwendig, nicht nur Wärme von außen zuzuführen, sondern dafür zu sorgen, dass der Körper die Temperatur dauerhaft auf dem erhöhten Niveau halten kann.

Deshalb möchte ich in diesem Kapitel eine für jedermann praktikable Methode vorstellen, mit deren Hilfe sich der Körper dauerhaft in einem Zustand erhöhter Temperatur halten lässt. Es ist nicht so einfach, die Stressbelastung in unserem alltäglichen Leben zu reduzieren. Aber den Körper auf einem erhöhten Temperaturniveau zu halten ist für jeden von uns möglich, wenn wir uns täglich etwas Mühe geben. Ihre Körpertemperatur zu erhöhen sollten Sie sich von heute an zur Gewohnheit machen und in Ihren Alltag integrieren.

Warum wird man mit über fünfzig anfällig für Krankheiten?

Eine niedrige Körpertemperatur ist für niemanden gut. Aber ich möchte darauf hinweisen, dass das Krankheitsrisiko bei Menschen über fünfzig mit niedriger Körpertemperatur besonders hoch ist. Bei gleicher Temperatur ist bei den Zwanzig- bis Dreißigjährigen die Zahl der Menschen mit ernsthaften Krankheiten wesentlich geringer, aber bei den über Fünfzigjährigen nimmt die Häufigkeit von Erkrankungen deutlich zu. So sind fast alle Patienten, bei denen es zum Ausbruch der Parkinson'schen Krankheit kommt, die durch Durchblutungsstörungen im Gehirn verursacht wird, zwischen fünfzig und sechzig Jahre alt. Aber nicht nur für Parkinson gilt, dass viele Krankheiten jenseits der fünfzig plötzlich vermehrt zum Ausbruch kommen.

Wörtlich übersetzt bedeutet Arteriosklerose Verhärtung der Schlagadern (Arterien). Aber die Wände der Arterien werden dabei nicht nur einfach hart. Kennzeichen dieser Erkrankung ist eine chronisch fortschreitende Degeneration der Arterien mit progressiven Veränderungen der Gefäßwände. Durch Bindegewebswucherung, Einlagerungen von schlechtem Cholesterin, Fettsäuren und Kalk kommt es zur Bildung der sogenannten Plaque und damit zu einer Verhärtung und Verdickung der Gefäße, die mit Verengungen, abnehmender Elastizität und vor allem schlechterer Durchblutung einhergehen.

Mit zunehmendem Alter verschlimmert sich die Verhärtung der Arterien. Weil das vor allem im Alter um die fünfzig geschieht, muss es sich hier um ein altersbedingtes Problem handeln. So lässt sich auch bei Menschen mit höherer Körpertemperatur feststellen, dass ihre Durchblutung sich im Vergleich zu der in ihren jüngeren Jahren verschlechtert. Weil in diesem Alter ohnedies größere Risiken bestehen, steigt das Krankheitsrisiko sprunghaft an, wenn dazu noch eine niedrige Körpertemperatur kommt.

Stellen Sie sich vor, was geschieht, wenn in den durch Arteriosklerose verhärteten und verengten Blutgefäßen Blut fließt, dessen Viskosität wegen niedriger Körpertemperatur erhöht ist. Ist dann außerdem die niedrige Körpertemperatur durch eine übermäßige Spannung des Sympathikus bedingt, werden sich die Blutgefäße noch mehr zusammenziehen. Dadurch kann es leichter zu ernsthaften Erkrankungen wie Gehirn- oder Herzinfarkt oder Angina Pectoris kommen.

Aber selbst die gefürchtete Arteriosklerose lässt sich bis ins hohe Alter verhindern, wenn man den folgenden vier Risikofaktoren Beachtung schenkt.

Zu meinen Patienten gehört auch die bekannte Künstlerin Yōko Ono. Weil sie tatsächlich so lebt, dass sie von diesen Risikofaktoren nicht betroffen ist, haben ihre Blutgefäße trotz ihres Alters von über 75 Jahren die Elastizität und Jugendlichkeit einer Vierzigjährigen.

Die Risikofaktoren der Arteriosklerose sind auf dem Gebiet des Anti-Aging schon länger bekannt. In der Reihenfolge des Risikogrades sind dies: Bluthochdruck, Rauchen, Diabetes, erhöhte Cholesterinwerte.

An dieser Stelle möchte ich Ihre Aufmerksamkeit auf den zweiten Faktor, das Rauchen, lenken. Was die drei anderen Faktoren angeht, so bemühen sich viele Menschen um ihre Kontrolle, indem sie die Ernährung umstellen oder Medikamente einnehmen, wenn ihnen beim Gesundheitscheck zu erhöhter Aufmerksamkeit geraten wird. Ungeachtet der Tatsache, dass das Rauchen unter den Risikofaktoren an zweiter Stelle steht, gibt es zu wenige Raucher, die mit dem Rauchen konsequent Schluss machen können. Auch wenn sie noch so sehr auf ihre Blutzucker- und Cholesterinwerte achten, zeigt das keine Wirkung. Solange die Betroffenen weiter rauchen, wird die Arteriosklerose unaufhaltsam voranschreiten.

Um mit über fünfzig gesund zu bleiben, sollte man zuerst die vier Risikofaktoren der Arteriosklerose ausschalten. Wenn man sich außerdem noch bemüht, die Körpertemperatur dauerhaft zu erhöhen, verbessert sich die Durchblutung. Dadurch werden Zellschäden an den Gefäßwänden allmählich repariert und die Auswirkungen der Arteriosklerose reduziert. In dem Maße, wie die Verhärtung der Arterien nachlässt, verringert sich auch das Krankheitsrisiko.

Muskelmasse und Körpertemperatur

Die beste Methode, um eine dauerhafte Erhöhung der Körpertemperatur zu erreichen, besteht in der Verbesserung des Grundstoffwechsels. Als Grundstoffwechsel (Grundumsatz) bezeichnet man den Energieverbrauch des Körpers im Ruhezustand. Allein um unsere Lebensfunktionen aufrechtzuerhalten, verbraucht unser Körper ziemlich viel Energie. Der tägliche Energieverbrauch eines Erwachsenen beträgt bei Männern etwa 2000–2200 kcal und bei Frauen 1800–2000 kcal. Das sind natürlich Durchschnittswerte ohne Berücksichtigung individueller Unterschiede wie Alter, Körpergewicht oder körperliche Aktivität. Etwa 60–70 Prozent des täglichen Energieverbrauchs entfallen auf den Grundumsatz. Das bedeutet, dass unser Körper den größten Teil seiner Energie für den Grundumsatz verbraucht.

Bekanntlich gibt es einerseits Leute, die nicht zunehmen, auch wenn sie eine Menge essen, und andererseits Leute, die nicht viel essen und trotzdem zunehmen. Man hört zwar immer wieder, dass es sich dabei um eine angeborene Veranlagung handelt, aber das stimmt nicht. Bei den Leuten, die ordentlich futtern und doch nicht zunehmen, handelt es sich nicht um Menschen mit entsprechenden angeborenen Eigenschaften, sondern um Menschen, die sich im Lauf des Lebens die Eigenheit eines hohen Grundumsatzes erworben haben. Denn weil solche Menschen auch im Ruhezustand eine Menge Energie verbrauchen, nehmen sie bei relativ hoher Kalorienzufuhr kaum zu.

Körpertemperatur und Grundumsatz verhalten sich direkt proportional zueinander, und zwar deshalb, weil ein erheblicher Teil des Grundumsatzes zur Aufrechterhaltung der Körpertemperatur verwendet wird. Bei gleichem Alter, vergleichbarer Konstitution und übereinstimmendem Lebensmilieu haben Menschen mit höherer Körpertemperatur einen höheren Grundumsatz, während der Grundumsatz umso niedriger ist, je tiefer die Körpertemperatur liegt. So nimmt der Grundumsatz um etwa 12 Prozent ab, wenn die Körpertemperatur nur um 1 Grad Celsius sinkt.

Beispielsweise benötigt eine Person mit einem Tagesverbrauch von 2000 kcal etwa 70 Prozent (= 1400 kcal) für den Grundumsatz. 12 Prozent davon sind 168 kcal. Beim Kalorienverbrauch für ein 30-minütiges Walking gibt es natürlich individuelle Unterschiede, aber da er sich generell auf ungefähr 100 kcal beläuft, verbraucht man bei einer um 1 Grad höheren Körpertemperatur sogar im Schlaf mehr Kalorien als bei einem 30-minütigen Walking.

Nun kommen wir zu der entscheidenden Frage, wie wir den Grundumsatz erhöhen können. Einen Hinweis gibt uns die Tatsache, dass der Grundumsatz bei gleichem Körpergewicht bei Frauen niedriger ist als bei Männern. Dieser Unterschied ist in Wirklichkeit durch die Unterschiede in der Muskelmasse bedingt. Da die Muskelmasse bei Männern größer ist als bei Frauen, ist der Grundumsatz bei Männern natürlich höher. Ebenso wie Körpertemperatur und Grundumsatz stehen auch Muskelmasse und Grundumsatz in einem direkt proportionalen Verhältnis. Das hängt damit zusammen, dass die meiste Wärme (Körpertemperatur) in unserem Körper in den Muskeln erzeugt wird. Vereinfacht gesagt bedeutet das: Wenn die Muskelmasse zunimmt, erhöht sich der Grundumsatz, und wenn sich der Grundumsatz erhöht, steigt die Körpertemperatur.

Falsche Diäten führen zu Muskelschwund und Fettbildung

Wenn es um Muskeltraining und -bildung geht, gibt es sicher viele Frauen, die davon nicht begeistert sind. Doch wenn Muskeln trainiert und gebildet werden, hat das auch für Frauen viele positive Wirkungen. Erstens werden sie weniger krank, weil die Körpertemperatur steigt, und gleichzeitig widerstandsfähiger gegen Stress. Und weil der ganze Körper gut durchblutet ist, wird jede einzelne Zelle gesund. Die Frauen werden diese Wirkungen vor allem dann tatsächlich feststellen, wenn ihre Haut schöner wird. Der größte Nutzen dürfte jedoch darin bestehen, dass man kaum noch Gewicht zulegt, auch wenn man ordentlich isst, weil der Grundumsatz erhöht ist.

Für Frauen ist Diät ein ewiges Thema. Da hat man abgenommen, indem man sich kasteit und die Nahrungszufuhr einschränkt, aber sobald die Diät beendet ist, kommt der sogenannte Jo-Jo-Effekt ins Spiel. Viele Frauen dürften diese Erfahrung gemacht haben. Zu dem Jo-Jo-Effekt nach Diäten kommt es, weil die allermeisten Diätmethoden große Fehler aufweisen. Wenn Sie richtig Diät machen wollen, sollten Sie sich als Erstes Folgendes klar machen: Auch wenn Sie die Nahrungszufuhr einschränken, nimmt das Organfett nur ab, wenn Sie sich ordentlich bewegen. Was bei eingeschränkter Kalorienaufnahme zuallererst abnimmt, ist aber nicht das Fett, sondern es sind die Muskeln und der Wasseranteil im Organismus. Deshalb sollten Sie sich nicht zu früh freuen, wenn Sie durch reduzierte Nahrungszufuhr 1–2 Kg abgenommen haben. Denn dabei verlieren Sie vor allem Muskeln und Wasser, während der Fettanteil kaum abnehmen dürfte.

Natürlich muss man zum Abnehmen die Kalorienaufnahme in gewissem Umfang reduzieren. Aber während es dabei hauptsächlich darum geht, die übermäßige Kalorienaufnahme einzuschränken, muss das erforderliche Minimum an Nährstoffen und Kalorien zugeführt werden. Weil nicht die Fettpolster, sondern die Muskeln abnehmen, wenn die Kalorienaufnahme vernachlässigt wird, führt das schließlich zur Bildung eines verfetteten Körpers, der nur schwerlich abnimmt. Bei kalorienreduzierten Diäten besteht also die Gefahr, dass beim Abnehmen zunächst die Muskeln schwinden und bei der anschließenden Gegenreaktion eine Gewichtszunahme in Form von Fettablagerungen erfolgt.

Wenn zum Beispiel das Gewicht durch reduzierte Kalorienaufnahme um 3 kg abgenommen hat, nimmt man infolge des Jo-Jo-Effekts anschließend wieder um 3 kg zu. Da dürften sich viele Leute sagen: »Ich bin wieder da, wo ich einmal war«, aber das stimmt nicht. Denn in ihrem Körper ist es inzwischen zu ziemlich dramatischen Veränderungen gekommen. Bei den anfänglich verlorenen 3 kg handelt es sich um Muskeln, während es sich bei den durch den Jo-Jo-Effekt zurückgeholten 3 kg um Fett handelt. Das ist ein gewaltiger Unterschied.

Die Muskeln leisten einen äußerst wichtigen Beitrag zur Steigerung des Grundumsatzes. Wenn nun Muskeln gänzlich in Fett umgewandelt werden, reduziert sich der Grundumsatz, obwohl das Körpergewicht gleich geblieben ist. Weil außerdem Fettgewebe leichter als Muskelgewebe ist, bedeutet das, dass man dicker geworden ist, obwohl es sich um die gleichen 3 kg Körpergewicht handelt. Wenn Sie das Gefühl haben, dass Ihnen die Kleider nicht mehr passen, obwohl Ihr Körper wieder sein altes Gewicht erreicht hat, dann ist das der Beweis dafür, dass ein Teil Ihrer Muskeln zu Fett geworden ist.

Wenn die Muskeln abnehmen, bedeutet das außerdem, dass die Organe zur Wärmebildung im selben Maße abnehmen, und deshalb ist man eher von niedriger Temperatur betroffen. Weil die Körperfunktionen nachlassen, wenn die Körpertemperatur sinkt, bildet sich so ein Körper, der nur schwer abnimmt, aber leicht zunimmt. Wenn sich der Jo-Jo-Effekt wiederholt, wird das Abnehmen immer schwieriger, was damit zusammenhängt, dass die Muskeln immer mehr abnehmen. Es gibt sogar Leute mit schlanker Figur, bei denen man aber auf einem CT-Scan eine ganze Menge Fett im Inneren des Körpers ausmachen kann. Fast all diese Leute haben wiederholt kalorienreduzierte Diäten gemacht, um anschließend wieder ihr altes Gewicht zu erreichen. Außerdem haben die meisten eine zu niedrige Körpertemperatur.

Auch wenn in der ganzen Welt Diätnahrung, die man einfach anstelle seiner gewohnten Nahrung essen kann, angepriesen und verkauft wird, möchte ich Ihnen raten, an die Folgen für Ihren Körper nach dem Abnehmen zu denken. Zum Abnehmen reicht es aus, übermäßige Kalorienzufuhr zu reduzieren, aber es ist nicht notwendig, sich übertrieben einzuschränken. Denn auch ohne besondere Diäten kann der Körper auf natürliche Weise abnehmen, wenn man die Muskeln trainiert und den Grundumsatz steigert.

Wenn die Muskeln nicht benutzt werden, schwinden sie

Das chinesische Schriftzeichen für »alt« (老, jap. Aussprache *rō*) ist in seiner ursprünglichen Form das Abbild eines alten Mannes in gebeugter Haltung. Dass bei alten Menschen häufig die Hüfte gebeugt und der Rücken gekrümmt ist, liegt weniger an einer Deformation der Knochen, sondern vielmehr am Verlust der Muskeln, die zur Aufrechterhaltung einer guten Haltung notwendig sind. Das sieht man daran, dass der Körper gebeugter alter Menschen ganz gerade wird, wenn sie sich ins Bett legen. Denn wenn die Knochen deformiert wären, bliebe die Hüfte auch im Liegen gekrümmt.

Die Muskelmasse in unserem Körper erreicht in der Regel im Alter von 20 ihr Maximum, um danach Jahr um Jahr abzunehmen. Bei Männern zwischen 20 und 30 mit durchschnittlicher Körpergröße beträgt der Muskelanteil am Körpergewicht etwa 40 Prozent, bei Frauen 35 Prozent. Bis zum Alter zwischen 70 und 80 nimmt dieser Anteil um ein Drittel auf rund 26–23 Prozent ab. So gesehen beläuft sich der jährliche Muskelschwund auf ungefähr 1 Prozent, und dieser Prozentsatz ist bei Männern und Frauen etwa gleich. Das gilt allerdings nur für Menschen, die ein normales Leben führen.

Häufig hört man von älteren Menschen, die sich bei Stürzen Knochenbrüche zuziehen und schließlich nicht mehr gehen können. Das sind die Folgen eines plötzlichen, starken Muskelschwundes. Unsere Muskeln gehen in einem erschreckenden Tempo verloren, wenn wir sie nicht bewegen. So gibt es bettlägerige alte Menschen, die nicht einmal mehr zur Toilette gehen können. Haben Sie eine Vorstellung davon, wie stark der Muskelverlust bei solchen Menschen sein kann? Er beträgt ungefähr 0,5 Prozent pro Tag. Wenn man bei normaler Lebensweise mit zunehmendem Alter jährlich ungefähr 1 Prozent seiner Muskeln verliert, ist dieser Verlust bei bettlägerigen Menschen in zwei Tagen so groß wie sonst in einem ganzen Jahr.

Wir alle haben sicher schon die Erfahrung gemacht, dass unser Körper wackelig wird, wenn wir zum Beispiel wegen einer Grippe eine Woche lang das Bett hüten müssen. Das hängt natürlich auch damit zusammen, dass die Körperkräfte durch die Grippe geschwächt werden. Die Hauptursache ist jedoch der kurzzeitig verstärkte Muskelverlust, der dazu führt, dass die Kraft zum Stützen des Körpers nachlässt. Um die Muskelmasse zu erhalten, ist es notwendig, seine Muskeln auch im alltäglichen Leben regelmäßig in geeignetem Maße zu belasten.

Ein Grund, warum die Muskelforschung in jüngster Zeit so große Fortschritte gemacht hat, hängt damit zusammen, dass der Mensch in den Weltraum vorgedrungen ist. Als die Astronauten nach nur wenigen Tagen im Weltraum auf die Erde zurückkehrten, hatte ihre Muskelstärke so sehr abgenommen, dass sie sich nicht mehr auf den Beinen halten konnten. Im Zustand der Schwerelosigkeit wird der

Körper der Astronauten kaum belastet. Selbst wenn sie den Körper im Raumschiff etwas bewegen, geht doch eine ziemliche Muskelmenge verloren. Deshalb wurde den Astronauten inzwischen ein Trainingsprogramm verordnet: Um den Muskelschwund zu verhindern, wird vor dem Start konsequent ein Training zum Muskelaufbau durchgeführt. Gleichzeitig wurde zur Belastung der Muskeln im Weltraum ein Trainingsprogramm entwickelt, bei dem Fitnessgeräte wie Laufbänder und Hometrainer zum Einsatz kommen.

In jüngster Zeit wird auch im Krankenhaus darauf geachtet, dass sich Patienten nach Operationen möglichst schnell wieder bewegen. Das geschieht in der Absicht, den Muskelschwund zu verhindern, denn viele Patienten müssen oft längere Zeit im Bett verbringen. Sie werden sich vielleicht fragen, ob sich Muskelschwund verhindern lässt, wenn man im Krankenhaus nur ein bisschen herumspaziert. Weil sich 70 Prozent unserer Muskulatur unterhalb des Nabels befinden, ist einfaches Gehen als Muskeltraining aber effektiver, als wir uns das normalerweise vorstellen.

Aerobes Training lässt Fett schwinden, anaerobes Training trainiert die Muskeln

Wir unterscheiden in diesem Zusammenhang zwei Arten von Bewegung: die aerobe und die anaerobe Bewegung. Aerobe Bewegungsarten sind zum Beispiel Jogging, Walking oder Aerobics, die alle über einen längeren Zeitraum bei relativ geringer Belastung durchgeführt werden. Anaerobe Bewegungsarten sind zum Beispiel Gewichtheben oder Kurzstreckensprints, bei denen mit angehaltenem Atem in kurzer Zeit große Kräfte freigesetzt werden.

In jüngster Zeit nimmt die Zahl der Männer in mittlerem und höherem Alter zu, die zum Abnehmen ins Fitnessstudio gehen, unter anderem deshalb, weil bei ihnen das metabolische Syndrom diagnostiziert wurde. In solchen Fällen wird von den Trainern häufig eine aerobe Bewegung empfohlen. Auch bei Diäten wird die aerobe Bewegung bevorzugt, weil dabei Zucker und Fett als Bewegungsenergie verbraucht werden.

Im Gegensatz dazu ist die Quelle der Bewegungsenergie bei einer anaeroben Bewegung ausschließlich Zucker, während kein Fett dabei verbraucht wird. Deshalb kann man noch so eifrig anaerobes Training machen, ohne dass es dabei zur Verbrennung von Körperfett kommt.

Diese Unterschiede in den Bewegungsarten zeigen sich deutlich bei der Konstitution von Sportlern. So ist zum Beispiel die Figur von Langläufern und Sprintern völlig verschieden, obwohl beide Laufsport betreiben. Marathonläufer verfügen fast alle über eine gertenschlanke Figur, während Hundertmeterläufer häufig kräftig gebaut und muskulös sind. Für diesen Unterschied gibt es zwei Ursachen: Die eine ist die Energiequelle für die Bewegung, die andere sind die Muskeln, die dabei trainiert werden.

Langstreckenlauf ist eine aerobe Bewegungsart, bei der Fett verbrannt wird. Das führt dazu, dass sich ein Körper mit extrem wenig Körperfett entwickelt. Bei Langläuferinnen verschwindet im Allgemeinen das Fett an Brust und Hüften. Denn durch das harte Lauftraining wird sogar das für Frauen typische Fettgewebe aufgebraucht. Dagegen wird bei anaeroben Bewegungsarten wie dem Hundertmeterlauf für kurze Zeit der Atem angehalten und die ganze Kraft mobilisiert. Weil dabei kein Fett verbraucht wird, verlieren zum Beispiel Sprinterinnen kein Fett an Brust und Hüften.

Was an der Figur von Kurzstreckenläufern generell auffällt, ist vor allem die gut entwickelte Muskulatur. Sprinter wie der Jamaikaner Usain Bolt, der bei der Olympiade 2008 in Peking einen unglaublichen Weltrekord von 9,69 Sekunden über 100 m aufgestellt hat, haben so gut ausgebildete Muskeln, dass man sie mit den Muskeln von Bodybuildern verwechseln könnte. Dagegen sind zum Beispiel die japanischen Marathonläuferinnen Naoko Takahashi oder Mizuki Noguchi schlank und machen auch nicht gerade einen muskulösen Eindruck.

Bei der Art der Muskelfasern gibt es noch einen weiteren wichtigen Unterschied zwischen Usain Bolt und Mizuki

Noguchi. Nach ihren Kontraktionseigenschaften unterscheidet man nämlich zwei Arten von Muskelfasern: einmal FT-Fasern (engl. *fast twitch fibers*: »schnell zuckende Fasern«), die starke Schnellkraft entwickeln können, aber auch viel schneller ermüden (»schnelle« weiße Muskeln: *fast unit*); zum anderen die ST-Fasern (engl. *slow twitch fibers*: »langsam zuckende Fasern«), die zwar nicht besonders viel Kraft entwickeln, aber über längere Zeit sehr ausdauernd sind (»langsame« rote Muskeln: *slow unit*).

Die Fasern der »schnellen« Muskeln sind kräftig und werden durch gezieltes Training noch weiter entwickelt. Da diese Muskeln durch anaerobes Training gestärkt werden, bekommen alle Sprinter eine sichtlich muskulöse Figur. Dagegen werden bei aerober Bewegung wie dem Langstreckenlauf die »langsamen« Muskeln trainiert, deren Fasern sehr fein sind. Weil die langsamen Muskeln durch Training nicht besonders kräftig werden, haben Langstreckenläufer eine Figur, die auf den ersten Blick nicht gerade athletisch wirkt.

Viele Frauen werden sich besorgt fragen, ob sie nicht ihre attraktive Figur verlieren, wenn sie Muskeltraining machen. Doch das muss nicht so sein, denn welche Figur man entwickelt, hängt davon ab, welche Muskeln man trainiert.

Die Wirkung von Diäten vervierfachen

Körperfett verdirbt nicht nur das Aussehen und die Figur. Ich habe bereits erwähnt, dass es zur Bildung des schädlichen Hormons Adipocytokin führt, das verschiedene negative Wirkungen auf den Organismus hat. Um Körperfett zu reduzieren, ist es notwendig, regelmäßig eine aerobe Bewegung zu praktizieren und dadurch Fett zu verbrennen. Genau deshalb machen Leute, die abnehmen wollen, ein aerobes Training, aber viele sind der Meinung, dass ein entsprechendes Training allein nicht zum Erfolg führt.

Bekanntlich ist die von uns täglich verbrauchte Energie zu etwa 70 Prozent für den Grundumsatz bestimmt. Daraus folgt, dass durch Bewegung bestenfalls 30 Prozent der Gesamtenergie verbraucht werden. Hier liegt in Wirklichkeit auch der Grund, warum man allein durch Bewegung kaum abnimmt. Ist Ihnen bekannt, wie viel Energie wir durch Bewegung verbrauchen? Der Energieverbrauch für ein 30-minütiges Walking beträgt lediglich etwa 140 kcal. Wenn man stattdessen Jogging macht, steigt der durch schnelleres Tempo erhöhte Energieumsatz auf ungefähr 160 kcal. Auf die Fettmenge einer Person von 70 kg Körpergewicht umgerechnet entspricht das ganzen 8 g, weil 1 g Fett rund 9 kcal Energie ergeben.

Außerdem wird dieses Fett nicht gleich verbrannt. Denn es braucht eine gewisse Zeit, bis durch die aerobe Bewegung Fett abgebaut wird. Das hängt damit zusammen, dass Fett erst verbrannt werden kann, wenn es in Fettsäuren und Triglyzeride aufgespalten ist. Solange das aerobe Training nicht über 30 Minuten dauert, hat es kaum Auswirkungen auf die Fettverbrennung. Dies hängt damit zusammen, dass es eine gewisse Zeit dauert, bis die Aufspaltung des Fetts erfolgt.

Es gibt jedoch eine subtile Methode, um diesen Prozess zu beschleunigen. Sie besteht darin, Wachstumshormon freizusetzen.

Das Wachstumshormon ist ein von der Hypophyse sekretiertes Hormon, welches das Wachstum des Menschen stimuliert. Seine Hauptfunktion besteht in der Förderung von Muskel- und Knochenwachstum. Die Funktionen dieses Hormons sind jedoch nicht darauf beschränkt, denn es hat auch die Eigenschaft, Fett aufzuspalten. Dieses für das Wachstum lebensnotwendige Hormon wird bei Kindern reichlich erzeugt, doch wenn das Wachstum des Körpers im Alter von etwa 20 Jahren abgeschlossen ist, lässt die Produktion nach. Im Vergleich zum Teenageralter, in dem dieses Hormon reichlich sekretiert wird, sinkt die Produktion im Alter von über 50 Jahren bis auf ein Fünftel ab.

Die Tatsache, dass es mit zunehmendem Alter immer schwerer fällt abzunehmen, hängt unter anderem auch damit zusammen, dass immer weniger Wachstumshormon freigesetzt wird. Auch wenn die Sekretion im Alter nachlässt, ist das kein Grund zur Resignation. Denn selbst im fortgeschrittenen Alter kommt die Sekretion nicht vollständig zum Erliegen, und durch entsprechende Bemühungen kann sie sogar wieder aktiviert werden.

Was kann man also tun, damit ausreichend Wachstumshormon freigesetzt wird? Die Antwort auf diese Frage lautet: anaerobe Bewegung. Durch anaerobe Bewegung allein wird zwar kein Fett verbraucht, doch da die anaerobe Bewegung die Sekretion des Wachstumshormons stimuliert, wird die Aufspaltung von Fett beschleunigt. Außerdem hält die aufspaltende Wirkung unter diesen Bedingungen über sechs Stunden an.

Weil die Aufspaltung von Fett auf dem Niveau der anaeroben Bewegung voranschreitet, wenn man vor der aeroben Bewegung zunächst ein anaerobes Muskeltraining macht, kann die Fettverbrennung bei dem aerobem Training sofort beginnen und die Effizienz der Fettverbrennung dabei sprunghaft zunehmen. Bei rein aerober Bewegung beginnt die Fettverbrennung erst nach ungefähr 15- bis 25-minütigem Training, doch wenn man zuvor ein anaerobes Muskeltraining gemacht hat, kann die Stufe der Fettverbrennung schon in 5 bis 10 Minuten nach dem Start der aeroben Bewegung erreicht werden.

Um welches Maß unterscheiden sich nun die Trainingsergebnisse bei rein aerober Bewegung von denen bei aerober Bewegung mit vorgeschalteter anaerober Bewegung? Betrachten wir dies einmal am eben angeführten Beispiel mit 30-minütigem Jogging, bei dem etwa 8 g Fett verbraucht werden. Wenn man diese Art von Lauftraining ein ganzes Jahr lang alle drei Tage einmal durchführt, kann man ungefähr 1 kg Fett verbrennen. Wenn dagegen der aeroben Bewegung ein geeignetes anaerobes Training vorgeschaltet wird, kann mit demselben Trainingsprogramm in einem Jahr etwa das Dreieinhalbfache, also 3,5 kg Körperfett verbraucht werden.

Dieser Unterschied kommt dadurch zustande, dass ungefähr vom dritten Monat an die Fettverbrennung effizienter wird, wenn man ein anaerobes Muskeltraining durchführt. Außerdem verbessert sich dadurch auch der Grundumsatz. Voraussetzung dafür, dass sich das Ergebnis bei der Fettverbrennung um das Dreieinhalbfache steigert, ist also, dass man vor der aeroben Bewegung ein kurzes Muskeltraining einschiebt. Diese Kombination von aerober Bewegung mit vorgeschalteter anaerober Bewegung habe ich als Methode zur Aktivierung des Wachstumshormons bezeichnet. Die aerobe Bewegung ohne Muskeltraining halte ich für ziemlich nutzlos.

Muskeltraining gegen Kälteempfindlichkeit

Vor allem viele Frauen leiden unter Kälteempfindlichkeit, einem Problem, das sich zwar von »niedriger Körpertemperatur« unterscheidet, aber ebenfalls durch Muskeltraining geheilt werden kann. Niedrige Körpertemperatur bezeichnet einen Zustand, bei dem die Körpertemperatur

unter 36 Grad Celsius liegt. Dagegen ist bei Kälteempfindlichkeit die Temperatur im Rumpf zwar nicht unbedingt
besonders niedrig, aber die Extremitäten sind schlecht
durchblutet und ungewöhnlich kalt. Unter niedriger Körpertemperatur leiden Männer und Frauen gleichermaßen, während von Kälteempfindlichkeit fast ausschließlich
Frauen betroffen sind.

Warum leiden Frauen unter Kälteempfindlichkeit? Dafür gibt es mehrere Gründe, von denen niedriger Blutdruck
und Bewegungsmangel die wichtigsten sind. Erstens kann
das Blut nicht mehr in alle Winkel des Körpers transportiert werden, wenn der Blutdruck zu niedrig ist. Deshalb
verschlechtert sich zwangsläufig die Durchblutung der Extremitäten. Da zweitens Frauen weniger Muskeln als Männer haben, lässt die Gesamtkraft der Muskeln nach. Sie
reicht dann nicht mehr aus, um das Blut von den Extremitäten zur Körpermitte zurückzutransportieren. Diese beiden Faktoren tragen hauptsächlich dazu bei, dass Frauen
kälteempfindlich werden und die Durchblutung der Hände und Füße sich verschlechtert.

Das beste Mittel gegen Kälteempfindlichkeit besteht
darin, die Muskeln des schlecht durchbluteten und kälte-
empfindlichen Unterleibs zu trainieren. Vor allem die
Beinmuskulatur spielt eine so wichtige Rolle für den Blutkreislauf, dass sie als »zweites Herz« bezeichnet werden
kann. Der Nutzen des Beinmuskeltrainings beschränkt
sich jedoch nicht allein auf die Verbesserung der Durchblutung. Denn weil die Muskeln selbst umso mehr Wärme

erzeugen, je größer ihre Masse ist, bringt dieses Training einen doppelten Nutzen: Verbesserung der Durchblutung und Heilung der Kälteempfindlichkeit.

Das Basistraining für die Beinmuskulatur ist Gehen, aber außerdem sind auch Kniebeugen zu empfehlen, weil dabei gleichzeitig Waden-, Oberschenkel- und Hüftmuskeln trainiert werden. In diesem Fall beginnt man mit Kniebeugen als anaerober Bewegung mit angehaltenem Atem. Danach reguliert man den Atem und macht Kniebeugen als aerobe Bewegung. Dadurch kann man die Kälteempfindlichkeit loswerden, während im Unterkörper gleichzeitig überschüssiges Fett verschwindet, die Muskeln im erforderlichen Umfang zunehmen und die Figur sich strafft und verschönert.

Wenn kälteempfindliche Personen diese Übung durchführen wollen, sollten sie vorher ausreichend Stretching machen. Wenn die Muskeln in kaltem und steifem Zustand plötzlich beansprucht werden, kann es zu Muskelverletzungen kommen. Deshalb ist es auch zu empfehlen, sich sportlich zu betätigen, erst nachdem man den Körper in der Badewanne aufgewärmt hat.

Jede Form der Abkühlung ist für den Körper eine mehr oder weniger große Belastung. Wenn man nichts gegen Kälteempfindlichkeit unternimmt, kann das vegetative Gleichgewicht durch diese Art von Stress gestört werden und sich schließlich ein krankhafter Zustand von zu niedriger Körpertemperatur entwickeln, bei dem sich der ganze Körper abkühlt. Deshalb kann man es als Anzeichen von niedriger Körpertemperatur bezeichnen, wenn Personen mit höherer Temperatur, bei denen unter der Achsel über 36,5 Grad gemessen werden, unter kalten Extremitäten leiden. Um zu verhindern, dass sich aus Kälteempfindlichkeit eine zu niedrige Körpertemperatur entwickelt, möchte ich Ihnen raten, das Muskeltraining in Ihren Alltag zu integrieren und die Körpertemperatur auf hohem Niveau zu halten.

Muskelqualität ist wichtiger als Muskelmasse

Inzwischen dürfte klar sein, warum es notwendig ist, die Muskeln zu trainieren, um die Körpertemperatur zu erhöhen, und warum die anaerobe Bewegung dabei so effektiv ist. In welchem Umfang sollten wir nun ein anaerobes Training machen, um die Körpertemperatur zu erhöhen? »30 Situps, 30 Liegestützen, 50 Kniebeugen, das ganze dreimal hintereinander« – wer ein derartiges Übungsprogramm erwartet hat, den muss ich enttäuschen. Denn in Wirklichkeit ist beim Muskeltraining nicht die Zahl der Wiederholungen oder der Grad der Belastung das Wichtigste. Am wichtigsten ist das Training der Nervenbahnen vom Gehirn zu den Muskeln.

Natürlich werden sich die Muskeln entwickeln, wenn man allmählich die Zahl der Wiederholungen erhöht oder den Grad der Belastung steigert. Doch damit trainiert man die äußerlich sichtbaren Muskeln. Um wirklich leistungsfähige Muskeln entwickeln zu können, ist es wichtig, die Nervenbahnen vom Gehirn zu den Muskeln zu trainieren.

Damit ist ein Training gemeint, bei dem die Reaktionsgeschwindigkeit der Muskeln erhöht wird, nachdem ein Befehl vom Gehirn ausgesandt wurde. Konkret bedeutet das, die Muskeln bei geringer Belastung mit der größtmöglichen Geschwindigkeit zu bewegen. Beim Bankdrücken zum Beispiel hieße das, ein Gewicht von 30–40 kg in größtmöglichem Tempo hochzudrücken. Das Gewicht kann auch noch leichter sein; aber es sollte so groß sein, dass man es bequem hochheben kann.

Dieses sogenannte *Maxspeed Training* lässt sich auch ohne Fitnessgeräte durchführen. So kann man eine sehr kurze Strecke von 10 oder 20 m so schnell wie möglich mit voller Kraft spurten. Auch dadurch werden die Nervenbahnen trainiert. Einmal kann dabei genügen. Wenn man das zwei- oder dreimal wiederholt, verbessert sich die Wirkung entsprechend. Wenn aber nach mehreren Wiederholungen die Geschwindigkeit nachlässt, kann man das Trainingspensum reduzieren. Auf jeden Fall kommt es dabei darauf an, den Muskeln die maximale Kraft abzuverlangen. Das Wichtigste bei diesem Training ist weder die Zahl der Wiederholungen noch der Grad der Belastung, sondern die Qualität der Bewegung.

Personen, die nicht bloß ihre Muskeln trainieren wollen, sondern auch abnehmen möchten, können so mit geringstem Bewegungspensum optimale Ergebnisse erreichen, wenn sie im Anschluss an solche Kurzsprints 30 Minuten Walking oder Jogging machen.

Beim American Football kann man sehen, wie der *Runningback* (der für das Laufspiel verantwortliche Offensivspieler) mit dem Ball unter den Armen mit aller Kraft losrennt und beim Laufen außerdem fabelhafte Haken schlägt, um dem *Tackling* des Gegners auszuweichen. Diese Fähigkeit ist das Resultat eines intensiven Trainings der Nervenbahnen. Dass amerikanische Profisportler über solche großartigen Techniken verfügen, hängt natürlich damit zusammen, dass entsprechende Methoden in ihr tägliches Trainingsprogramm integriert sind.

Leider werden solche Methoden in Japan weder beim Muskeltraining für normale Leute noch beim Training für Profisportler praktiziert. Um Ihnen das an einem konkreten Fall zu verdeutlichen, sollen an dieser Stelle zwei berühmte Baseballspieler, der Amerikaner Barry Bonds (*1964, einer der besten, aber auch unbeliebtesten Baseballspieler aller Zeiten) und der Japaner Kazuhiro Kiyohara (*1967, einer der besten Baseballprofis in Japan), miteinander verglichen werden.

Ich mag Kiyohara. Die Muskulatur bei ihm ist auf den ersten Blick genauso gut entwickelt wie bei Barry Bonds. Doch was die Leistungsfähigkeit angeht, so muss man feststellen, dass Kiyohara weit hinter Barry Bonds zurückbleibt. Mit einem Körpergewicht von 90 kg soll Kiyohara es beim Bankdrücken auf 140 kg gebracht haben. 140 kg ist gewiss eine tolle Leistung, aber mit seinen muskulären Voraussetzungen hätte er in Wirklichkeit 160–180 kg stemmen müssen. Da er nicht über 140 kg hinauskam, dürfte die Qualität seines Trainings zu wünschen übrig gelassen haben.

Außerdem litt Kiyohara ständig unter Verletzungen, was unter anderem auch darauf zurückzuführen gewesen sein dürfte, dass er sich zwar große Muskeln antrainiert hatte, ohne jedoch ihre Qualität dadurch gesteigert zu haben. Ferner könnte man feststellen, dass eine Art von Ungleichgewicht zwischen den Muskeln seines Oberkörpers und denen des Unterkörpers bei ihm zu Problemen führte. Als Japaner verfügte Kiyohara über hervorragende Voraussetzungen. Menschen, die eine so kräftige Muskulatur entwickeln können, sind äußerst selten. Daher ist es irgendwie bedauerlich, dass er das Training der Nervenbahnen vernachlässigte.

Muskeltraining als Vorbeugung gegen Demenz

Der Grund dafür, dass man sich in den USA für das Thema der Leistungsfähigkeit von Muskeln interessierte, war die plötzliche Zunahme von Verkehrsunfällen bei Senioren. Auch in Japan nimmt in jüngster Zeit die Zahl der von Senioren verursachten Verkehrsunfälle zu. Das hängt damit zusammen, dass mit dem Alterungsprozess auch die Nervenbahnen vom Gehirn zu den Muskeln nachlassen und es deshalb länger dauert, bis die vom Gehirn ausgesandten Befehle tatsächlich von den Muskeln ausgeführt werden. Auch die falsche Ausführung von Befehlen, wie zum Beispiel das Verwechseln von Brems- und Gaspedal, sind ebenfalls auf eine Verschlechterung der neuralen Übertragungsbahnen zurückzuführen.

Es gibt Vergleichswerte für die Zeit, die es bei 20-Jährigen und bei 60-Jährigen dauert, bis sich die Beinmuskeln tatsächlich in Bewegung setzen und auf die Bremse treten, nachdem das Gehirn eine Gefahr registriert und den entsprechenden Befehl abgeschickt hat. Danach bringt bei einer Geschwindigkeit von 60 km/h ein 65-jähriger Fahrer sein Auto erst 20–30 m weiter als ein 20-Jähriger zum Stehen.

Aber auch Menschen, bei denen die Leistungsfähigkeit der Nervenbahnen nachlässt, können ihre Reaktionsgeschwindigkeit verbessern, wenn sie ein Muskeltraining absolvieren, das auf die Nervenbahnen vom Gehirn zu den Muskeln ausgerichtet ist. Außerdem ist bekannt, dass bei Muskeln, bei denen die Nervenbahnen trainiert werden, der Grundumsatz wesentlich stärker zunimmt als bei großen Muskeln, die man sich einfach antrainiert, ohne die Nervenbahnen zu berücksichtigen. Das bedeutet, dass das Training der Nervenbahnen auch zur effektiveren Erhöhung der Körpertemperatur beiträgt. Diese Art von Training bringt noch weitere Vorteile mit sich. Es verbessert sowohl die Leistungsfähigkeit der Muskeln als auch die des Gehirns. Das bedeutet, dass durch diese Art Muskeltraining zusätzlich das Gehirn trainiert wird.

In den 1980er-Jahren verstand man in den USA unter Sport hauptsächlich eine aerobe Bewegung. In der Absicht, durch 25-minütigen Sport Fett zu verbrennen, praktizierten Menschen aller Altersstufen eifrig aerobes Training. Aber auch wenn die Senioren noch so viele aerobe Bewegungen machten, nahm die Zahl der von ihnen verursachten Verkehrsunfälle kein bisschen ab. Daraufhin begann man, die Wirksamkeit von Bewegung unter anderen Gesichtspunkten zu untersuchen, bis die Forschung dann von Mitte der 1990er-Jahre an zu dem Ergebnis kam, dass das anaerobe Muskeltraining dazu beitragen kann, Verkehrsunfälle zu verhindern und gleichzeitig den Alterungsprozess zu verlangsamen. Auf der Grundlage dieser Forschungsergebnisse wurde dann in den USA auf nationaler Ebene Muskeltraining propagiert. Deshalb gehört es heute in den USA zum Allgemeinwissen, dass durch geeignetes Muskeltraining im Körper die Temperatur erhöht, der Demenz vorgebeugt und Unfälle verhindert werden können.

In Japan sind Spiele für das Gehirn (»Gehirnjogging«) zwar zu einem Verkaufsschlager geworden, aber letztlich wird das Gehirn durch Muskeltraining wesentlich stärker angeregt, als wenn man sich allein im Zimmer mit irgendwelchen Spielen beschäftigt. Wenn Sie also auf keinen Fall dement werden wollen, empfehle ich Ihnen, nicht nur

Spiele zu machen, sondern das Spielen mit einem geeigneten Muskeltraining zu kombinieren.

Die positiven Wirkungen des Muskeltrainings

Für Männer hält das Muskeltraining noch ein weiteres Geschenk bereit: die Wiederherstellung der Virilität. Bekanntlich sind die Wechseljahre des Mannes eine der Ursachen für das metabolische Syndrom, und das stressbedingte Nachlassen der Testosteronproduktion ist ein Hauptgrund für die Wechseljahresbeschwerden von Männern. Die Produktion des männlichen Sexualhormons nimmt nach dem Höhepunkt im Alter von 30 bis zum Tod jährlich um 1 Prozent ab.

Dasselbe geschieht im Lauf des Älterwerdens mit den Muskeln, die jedes Jahr ebenfalls um etwa 1 Prozent abnehmen. Tatsächlich besteht eine enge Wechselbeziehung zwischen Testosteron und Muskulatur. Je mehr Testosteron produziert wird, desto besser ist das Muskelwachstum, und je mehr Muskeln vorhanden sind, desto besser funktioniert die Testosteronsekretion. Es war schon seit langem bekannt, dass die Muskeln umso besser wachsen, je mehr Testosteron zur Verfügung steht. Wenn die Muskeln wachsen, wird auch mehr Wachstumshormon sekretiert, während die Sekretion von Wachstumshormon im Gegenzug die Testosteronproduktion anregt. Das bedeutet, dass durch Muskeltraining Wechseljahresbeschwerden gebessert werden und auch die Virilität wiederhergestellt wird. Das ist doch wirklich eine gute Nachricht für alle Männer, die vom metabolischen Syndrom betroffen sind.

Daher kann man sagen, dass anaerobes Training die wirkungsvollste Form von Bewegungstherapie beim metabolischen Syndrom ist, gefolgt von aerobem Training. Wenn man ein entsprechendes Trainingsprogramm durchführt, bewirkt dies einen schnellen Abbau von Körperfett und ein verbessertes Muskelwachstum. Dadurch wird der Grundumsatz erhöht und der Körper nimmt nicht mehr so schnell zu. Das alles würde als gute Nachricht schon ausreichen, aber weil durch besseres Muskelwachstum die Sekretion von Testosteron steigt, verringert sich auch das Risiko des metabolischen Syndroms. Auf diese Weise trägt das Muskeltraining sowohl zur Besserung des metabolischen Syndroms als auch zu seiner Vorbeugung bei.

Weil sich durch Muskeltraining die Körpertemperatur erhöht, entwickelt sich dabei natürlich auch ein robuster Körper mit erhöhter Widerstandsfähigkeit gegen Krankheit und Stress. Da das Muskeltraining so viele positive Wirkungen hat, möchte ich behaupten, dass es bestimmt die beste Therapie für alle ist, die vom metabolischen Syndrom betroffen sind.

Muskeltraining alle drei Tage einmal

Wenn Muskeltraining wirklich so gut für die Gesundheit ist, wird es unter gesundheitsbewussten und eifrigen Lesern sicher viele geben, die es unbedingt täglich praktizieren wollen. Von übertriebenem Training ist aber abzuraten, denn zu viel Sport macht dem Körper Stress.

Außerdem besteht das Risiko, die Muskelzellen beim Training zu verletzen. Diese Zellen sind nämlich besonders groß; die größten werden sogar 10 cm lang. Deshalb erneuern sie sich nicht so einfach wie andere Zellen. Doch weil sie besondere Eigenschaften haben, besitzen sie auch eine einzigartige Fähigkeit: das Regenerationsvermögen.

Tatsächlich wird diese Eigenschaft beim Muskeltraining auch ausgenützt. Von einem gewissen Grad der Trainingsbelastung an kann es zu Muskelverletzungen kommen. Daraufhin tritt das Regenerationsvermögen des verletzten Muskels in Funktion, und die Muskeln erneuern sich anschließend. Um zu verhindern, dass sich diese Verletzungen wiederholen, werden die Muskeln nun kräftiger als vorher. Das genau ist der erstrebenswerte Mechanismus dieses Trainings. Das bedeutet, dass beim Muskeltraining zwei Prozesse stattfinden: die trainingsbedingte Verletzung und die Regeneration.

Die Tatsache, dass ein tägliches Training gegenteilige Wirkungen haben kann, hängt damit zusammen, dass es in der Regenerationsphase leicht zu erneuten Verletzungen kommt. Ein ideales Muskeltraining heißt, alle drei Tage einmal zu üben. Weil die verletzten Muskelzellen sich in der über zweitägigen Ruhezeit regenerieren können, wird der Stress für die Muskelzellen so auf ein Minimum beschränkt. Um kräftigere Muskeln zu bekommen, ist es für Menschen mit einer geringen Muskelmasse wichtig, beim Training die Belastung und das Pensum bis zu einem gewissen Grad regelmäßig zu erhöhen. Wenn dann nach drei- bis sechsmonatiger Praxis die Muskelmasse zugenommen hat, genügt allein schon das Training der Nervenbahnen zwischen Gehirn und Muskeln, um eine ausreichende Muskelmasse zu bewahren.

Slow Training

In jüngster Zeit ist in Fitnessstudios und in TV-Fitnessprogrammen das *Ka'atsu*-Training (wörtlich: »Steigern [des] Druck[s]«), eine neue Methode aus Japan, auf großes Interesse gestoßen. Einfach gesagt wird beim *Ka'atsu*-Training die Durchblutung der Muskeln, ähnlich wie beim Messen des Blutdrucks, mit Hilfe von Manschetten eingeschränkt. Die Manschetten sollen die Blutzufuhr drosseln, und dadurch werden die Muskeln schon durch leichtere Belastung zu stärkerem Wachstum angeregt. Diese Methode verbessert die Wirkungen von anaerober Bewegung.

Wenn man unter anaeroben Bedingungen Sport treibt, sammelt sich in den Muskeln Milchsäure als Stoffwechselabfallprodukt. In Wirklichkeit setzt Milchsäure jedoch unglaubliche Kräfte frei. Denn wenn sich in den Muskeln Milchsäure ansammelt, kommt es als Reaktion zu einem Feedback zum Gehirn, das die Hypophyse dann zur Sekretion von Wachstumshormon veranlasst.

Schon bei normalem Muskeltraining wird Wachstumshormon sekretiert; wenn das Gehirn jedoch die Information empfängt, dass sich in den Muskeln Milchsäure gesammelt hat, steigt die Produktion dieses Hormons plötzlich um mehrere hundert Prozent auf ein erstaunlich hohes Niveau. Tatsächlich ist diese plötzliche Zunahme von Wachstumshormon der entscheidende Faktor für die Wirkung des *Ka'atsu*-Trainings. Da das Wachstumshormon die Muskelbildung fördert, werden die Muskeln umso schneller gekräftigt, je mehr Wachstumshormon zur Verfügung steht.

Beim *Ka'atsu*-Training wird durch bewusste Behinderung der Blutzirkulation ein anaerobes Milieu geschaffen; gleichzeitig wird die maximale Sekretion von Wachstumshormon aktiviert und das Muskelwachstum gefördert, indem die Energiezufuhr gedrosselt und reichlich Milchsäure gebildet wird.

Das *Ka'atsu*-Training ist zwar von großem Nutzen, es hat aber auch Nachteile, wenn man es ohne Anleitung allein praktizieren will. Denn da dabei die Blutzirkulation eingeschränkt wird, ist diese Art des Trainings riskant, wenn sie nicht unter Anleitung eines professionellen Trainers durchgeführt wird. Wenn nämlich die Blutzirkulation zu sehr behindert wird, kann es zu Kreislaufschäden und im schlimmsten Fall sogar zu einer lebensgefährlichen Embolie kommen.

Deshalb möchte ich Ihnen an dieser Stelle das *Slow Training (slow motion fitness)* empfehlen, eine Trainingsmethode, die eine ähnlich gute Wirkung wie das *Ka'atsu-Training* hat und allein zu Hause gefahrlos praktiziert werden kann. Wie der Name besagt, handelt es sich beim *Slow Training* um eine Methode des Muskeltrainings, das in sehr langsamem Tempo durchgeführt wird.

Beim konkreten Beispiel der Kniebeuge bedeutet das, dass man für eine Kniebeuge etwa 60 Sekunden ansetzen sollte. Dabei beugt man zuerst in 30 Sekunden langsam die Knie, um sie dann in weiteren 30 Sekunden wieder genauso langsam zu strecken. Die Zahl der Atemzüge wird dabei reduziert und die Bewegung in annähernd anaerobem Zustand durchgeführt.

Wenn man in so langsamem Tempo trainiert, verwechseln die Muskeln das mit einer Bewegung unter großer Belastung. Dann geben die betroffenen Muskeln dem Gehirn ein ähnliches Feedback, wie wenn sich in diesen Muskeln Milchsäure angesammelt hätte: »Liefere schnell eine große Menge Wachstumshormon.« Das führt dazu, dass die Hypophyse ungefähr dieselbe Menge Wachstumshormon sekretiert, wie wenn sich Milchsäure angesammelt hätte.

Da beim *Slow Training* die Blutzirkulation nicht behindert wird, kann man es ohne Risiko allein praktizieren.

Was das Trainingspensum angeht, so erzielt man eine deutliche Zunahme von Muskelmasse und -kraft, wenn man unter Berücksichtigung der eigenen Leistungsfähigkeit einminütige Kniebeugen 10- bis 15-mal wiederholt. Personen, für die 10 Kniebeugen in Zeitlupe zu schwierig sind, können mit 3 oder 5 Kniebeugen beginnen und das Pensum allmählich steigern.

Denjenigen, die wenig sportliche Erfahrung haben, aber ihre Muskelkraft steigern wollen, möchte ich folgende Übungsmethode empfehlen: Es ist besser, mit *Slow Training* in Verbindung mit aerober Bewegung anzufangen, als anaerobes Muskeltraining mit Maximalgeschwindigkeit zu machen, denn dadurch wird die Belastung des Körpers reduziert. Prinzipiell gilt, dass Sie die Trainingsbelastung Ihrer Fitness und Ihrem Gesundheitszustand anpassen sollten. Vor allem Personen, die unter Bluthochdruck oder Herz-Kreislaufbeschwerden leiden, ist zu empfehlen, sich vor Trainingsbeginn mit ihrem Hausarzt zu beraten.

Weil sich mit Hilfe dieser beiden Methoden durch verbessertes Muskelwachstum sowohl der Grundumsatz als auch die Körpertemperatur erhöhen lassen, sollten Sie Muskeltraining nach der für Sie geeigneten Methode in Ihren Alltag integrieren.

Vor dem Muskeltraining eine Banane, anschließend Käse essen

Durch *Slow Training* und *Ka'atsu*-Training kann man ein ausreichendes Muskelwachstum erzielen. Aber für Personen, die ihre Muskeln noch besser entwickeln wollen, gibt es zwei weitere effiziente Methoden: vor dem Muskeltraining *BCAA* und unmittelbar danach Proteine zuführen.

BCAA steht als Abkürzung für *Branched Chain Amino Acids*, was »verzweigt-kettige Aminosäuren« bedeutet. *BCAA* steht für ein Gemisch aus den essenziellen Aminosäuren Isoleucin, Leucin und Valin, die in dieser Kombination einen großen Teil des täglichen Bedarfs abdecken. Der Grund, warum es so empfehlenswert ist, vor dem Muskeltraining *BCAA* zuzuführen, besteht darin, dass diese Aminosäuren die nötigen Rohstoffe für den Muskelaufbau liefern.

Weil die Muskeln sich besser regenerieren, wenn das dazu benötigte Material vorher bereitgestellt wird, ist es auf diese Weise möglich, den Muskelaufbau effektiv zu steigern. Da das Muskeltraining als anaerobe Bewegung durchgeführt wird, kommt die erforderliche Energie zu 100 Prozent aus Glykogen. Weil es bei einem Training, das Muskelaufbau zum Ziel hat, unbedingt ein gewisses Maß an Wiederholung und Belastung braucht, kommt es im Lauf eines längeren Trainings zu Zuckermangel.

In diesem Fall spaltet der Körper Muskeleiweiß in Aminosäuren auf, aus denen er Zucker herstellt und verbrennt.

Das führt zu dem unerwünschten Resultat, dass die Muskeln letztlich abnehmen, obwohl man mit dem Training ja eigentlich das Gegenteil erreichen will. Durch die Zufuhr von *BCCA* vor dem Training kann man das verhindern und gleichzeitig für eine bessere Regeneration der Muskeln sorgen. Die Muskeln können dadurch kräftig wachsen, ohne sich zu verletzen.

Daher ist es vorteilhaft, vor dem Muskeltraining Aminosäuren zuzuführen. Zahlreiche Leistungssportler nehmen *BCCA* in Form von handelsüblichen Multi-Aminosäuren-Präparaten zu sich (Nahrungsergänzungsmittel für Sportler, die aus einer Mischung verschiedener Aminosäuren bestehen). Wenn man das lieber in Form eines natürlichen Lebensmittels tun möchte, sind Bananen zu empfehlen, denn sie enthalten die essenziellen Aminosäuren Isoleucin, Leucin und Valin. Der richtige Zeitpunkt für den Verzehr ist 30 Minuten vor dem Training.

Bei der zweiten Methode, der Proteinzufuhr unmittelbar nach dem Training, ist das richtige Timing noch wichtiger als bei *BCAA*. Nach dem Training sollten daher Proteine auf jeden Fall innerhalb von 10 Minuten zugeführt werden. Wissenschaftliche Untersuchungen haben ergeben, dass die Proteinzufuhr zu diesem Zeitpunkt besonders effektiv ist, während sie nach zwei Stunden völlig wirkungslos bleibt.

Ziel der Proteinzufuhr an diesem Punkt ist es, Proteine als Material für den Muskelaufbau bereitzustellen, um so das Muskelwachstum effektiv zu unterstützen. Deshalb können Sie an Proteinen zu sich nehmen, was immer Sie mögen, zum Beispiel Eiweißpräparate, Milch oder Sojamilch. Was die Menge angeht, so muss es gar nicht viel sein. Wenn man berücksichtigt, dass gleich nach dem Training etwas zugeführt werden sollte, so ist ein kleines Stückchen Käse zu empfehlen, denn das lässt sich einfach mitnehmen.

Es hat durchaus positive Wirkungen, wenn man lediglich eine der beiden Methoden praktiziert. Weil aber beide zusammen effektiver sind, möchte ich allen, die den Muskelaufbau zusätzlich beschleunigen wollen, nahelegen, beide Methoden miteinander zu kombinieren.

Ernährung und Energiegewinnung

Bekanntlich gibt es im menschlichen Körper zwei Arten von Energiestoffwechsel: einen anaeroben und einen aeroben. Beim anaeroben Training, das unter anderem zu verstärktem Muskelwachstum führt, wird Energie aus dem Zitratzyklus (Zitronensäurezyklus bzw. Tricarbonsäurezyklus) in Form eines anaeroben Energiestoffwechsels gewonnen. Bei diesem Prozess kann ein Mehrfaches an Energie erzeugt werden im Vergleich mit der Energiegewinnung durch den aeroben Stoffwechsel. Die dabei freigesetzte Energiemenge soll sogar 18-mal größer sein als die Energie aus aerobem Stoffwechsel. Im Zitratzyklus wird deshalb so viel Energie erzeugt, da außer dem aus der Nahrung stammenden Zucker auch Milchsäure aufgespalten und in Energie umgewandelt wird. Weil dabei nicht nur große Energiemengen erzeugt werden, sondern auch die Erschöpfung verursachenden Substanzen (wie Milchsäure) aufgespalten werden, entwickelt sich beim Muskeltraining ein energiegeladener Körper, der selbst bei harter Belastung nicht so leicht ermüdet.

Namensgeber für diesen metabolischen Zyklus ist das dabei entstehende Zwischenprodukt Zitrat, das Anion der Zitronensäure. Diese biochemische Reaktionsfolge wird nach ihrem Entdecker, dem deutsch-englischen Forscher Hans A. Krebs (1900–1981), auch als Krebs-Zyklus bezeichnet. Krebs erhielt dafür 1953 den Nobelpreis für Medizin. Das zeigt, welch große Bedeutung der Entdeckung des Zitratzyklus in der Wissenschaft beigemessen wurde.

Damit der Zitratzyklus effektiv ablaufen kann, sind vor allem drei Substanzen notwendig: Niacin (Nicotinsäure, auch Vitamin B_3), Vitamin B_2 (Riboflavin) und Zitronensäure.

Ein Lebensmittel mit hohem Niacin-Gehalt sind Fischeier, die in Japan zum Beispiel in Form von gesalzenem Seelachs- oder Kabeljaurogen (jap. *tarako*) als Beilage zum traditionellen Frühstück beliebt sind. Als typisches Lebensmittel mit hohem Vitamin B_2-Gehalt sind Hülsenfrüchte zu nennen, während sich unter den typisch japanischen Nahrungsmitteln besonders *umeboshi* (in Salz eingelegte Pflaumen) durch einen hohen Zitronensäureanteil auszeichnen. Wer durch Nutzung des Zitratzyklus möglichst viel Energie gewinnen möchte, kann in Japan (zum Frühstück) *tarako*, *edamame* (in Salzwasser gekochte grüne Sojabohnen) und *umeboshi* essen. Im Westen sind stattdessen folgende Lebensmittel zu empfehlen: anstelle von *tarako* Thunfisch oder Thunfischsalat; anstelle von *edamame* Mandeln, Kichererbsen oder Erbsen; und anstelle von *umeboshi* Zitrone.

Auch im Westen gibt es von alters her mancherlei Rezepte und Zubereitungen, deren Inhaltsstoffe die Menschen mit diesen drei essenziellen Substanzen versorgten. So ist von Hippokrates, dem Vater der westlichen Medizin, überliefert, dass er seinen Patienten zur Kräftigung »Essigeier« zu trinken gab. Dazu werden Eier mit der ganzen Schale so lange in Essig eingelegt, bis sich die Schale im Essig auflöst. Die fertige Mischung wird dann verrührt und kann getrunken werden.

In früheren Zeiten sollen die Segelschiffe auf langen Seereisen Zitronen mitgenommen haben, um dem Mangel an Vitamin C und Zitronensäure abzuhelfen. Als Ersatz dafür wurde auch Essig mit eingelegtem Gemüse mitgeführt. Bekanntlich hat auch der mit Balsamico-Essig angemachte Salat eine Geschichte von über 600 Jahren. Ebenfalls ist das deutsche Sauerkraut unter anderem reich an B-Vitaminen und ein wichtiger Vitamin-C-Lieferant im Winter.

Wenn Sie sich schon früh am Tag mit Niacin, Riboflavin und Zitronensäure eindecken, werden Sie tagsüber kaum ermüden. Selbst wenn Sie sich den ganzen Tag sportlich betätigen oder bis spät in die Nacht Überstunden machen sollten, wird sich die Ermüdung in Grenzen halten. Doch wie in allen Dingen gilt auch hier, nicht zu übertreiben und nicht jeden Tag das Gleiche zu essen, sondern die Methode zum richtigen Zeitpunkt zu praktizieren.

Knochen stärken durch Muskeltraining an der frischen Luft

In jüngster Zeit kommt es bei Kindern immer häufiger zu Knochenbrüchen, was sich durch sportliche Betätigung im Freien verhindern ließe. Eine Untersuchung der japanischen *National Agency for the Advancement of Sports and Health* hat ergeben, dass im Jahr 1970 die Knochenbruchrate bei Grundschülern bei 0,53 Prozent, im Jahr 1999 dagegen bei 1,25 Prozent lag; das heißt, dass sich dieser Prozentsatz in ungefähr 30 Jahren mehr als verdoppelt hat. Für diesen Anstieg gibt es mehrere Gründe, der Hauptgrund dürfte aber Bewegungsmangel sein.

Kinder sollten von Natur aus eigentlich mit voller Energie im Freien spielen. Das ist für sie die ideale Form der Bewegung, durch die ihre Muskeln und Knochen gestärkt werden. Warum bekommen Kinder starke Knochen, wenn sie sich viel bewegen? Wenn die Knochen durch Bewegung belastet werden, entsteht in den Knochen ein schwacher negativ geladener Strom, der dafür sorgt, dass sie mit Kalzium versorgt werden.

Wenn man sich bewegt, verbessert sich die Durchblutung, und gleichzeitig erhöht sich die Körpertemperatur. Weil dadurch auch die Knochenzellen besser arbeiten, können auf diese Weise feste Knochen mit hoher Knochendichte aufgebaut werden. Das bedeutet, dass Bewegung in doppelter Weise zur Stärkung der Knochen beiträgt.

Wenn man sich dagegen nicht ausreichend bewegt, werden die Knochen nicht kräftig. Weil sich außerdem die Muskeln und die Reflexnerven nur schlecht entwickeln, gerät man eher aus dem Gleichgewicht. Wenn man dann zu Fall kommt, fällt man ungeschickt, und die Folge sind häufig Knochenbrüche.

Ein weiterer wichtiger Grund für die Zunahme von Knochenbrüchen bei Kindern ist die Abnahme der Knochendichte, die durch einseitige Ernährung oder – wie bei Frauen häufig – durch falsche und überflüssige Diäten verursacht wird.

So gesehen sind mehrere Faktoren für die Zunahme der Knochenbruchrate bei Kindern verantwortlich. Die Tatsache, dass unsere Kinder immer weniger Zeit haben, um im Freien zu spielen, halte ich für ein großes Problem. Denn für die Kids von heute bedeutet Spielen meistens Video- oder Computerspiele in geschlossenen Räumen. Im Vergleich zu früheren Zeiten ist die Zeit, die Kinder im Freien verbringen, erheblich geschrumpft.

Die Tatsache, dass die Knochen bei Kindern schwächer geworden sind, hängt eng damit zusammen, dass die Kids kaum noch im Freien spielen. Denn um einen kräftigen Körper mit ordentlicher Knochenbildung zu entwickeln, ist es unbedingt erforderlich, sich der UV-Strahlung auszusetzen.

Ein weiterer Grund für die Knochenschwäche besteht darin, dass Kalzium aus den Knochen im Blut gelöst wird. Für den menschlichen Organismus ist es normal und notwendig, dass das Blut eine bestimmte Menge Kalzium enthält. Wenn dieser Wert jedoch unter ein bestimmtes Niveau sinkt, muss der fehlende Anteil von anderer Stelle ergänzt werden. Solange die Ernährung genügend Kalzium liefert, ist alles in Ordnung. Wenn jedoch die Kalziumzufuhr nicht mehr ausreicht, mobilisiert der Körper das Parathormon der Nebenschilddrüse, das dafür sorgt, dass das fehlende Kalzium aus den Knochen herausgelöst wird.

Wenn Knochen also schwach und brüchig werden, so ist das darauf zurückzuführen, dass den Knochen immer wieder Kalzium entzogen wird, um den Kalziumspiegel im Blut auf dem erforderlichen Niveau zu halten. Dagegen erhält man starke und feste Knochen, wenn der Kalziumwert im Blut über dieses Niveau ansteigt und das überschüssige Kalzium in den Knochen abgelagert wird. Um den Knochenbau zu stärken, möchte ich Ihnen empfehlen, kalziumreiche Lebensmittel wie kleine Fische oder Algen zu verzehren.

Frauen und UV-Strahlung

In diesem Zusammenhang gibt es aber Probleme mit der Verwertung des Kalziums. Denn auch wenn man noch so viel Kalzium mit der Nahrung aufnimmt, so führt das nicht automatisch zu einer Erhöhung der Kalziumkonzentration im Blut. Damit das mit der Nahrung zugeführte Kalzium im Darm aufgenommen (resorbiert) wird und ins Blut gelangen kann, ist aktiviertes Vitamin D notwendig. Außerdem wird aktiviertes Vitamin D auch benötigt, um Kalzium aus dem Blut in die Knochen einzulagern.

Dabei ist zu beachten, dass einfaches Vitamin D dazu nicht ausreicht, sondern aktiviertes Vitamin D benötigt wird. Vitamin D kann mit der Nahrung oder mit Vitaminpräparaten zugeführt werden, aber dabei handelt es sich lediglich um »einfaches« Vitamin D. Um Kalzium aufnehmen zu können, muss das »normale« Vitamin D mit Hilfe von ultravioletter Strahlung im Körper aktiviert werden. Weil Vitamin D ohne Sonnenlicht nicht aktiviert werden kann, werden die Knochen trotz hoher Kalziumzufuhr nicht kräftig, selbst wenn man mit der Nahrung reichlich Kalzium zuführt.

Außerdem wird das nicht im Darm resorbierte Kalzium einfach ausgeschieden. Das hat zur Folge, dass die Kalziumkonzentration im Blut nicht ansteigt und der Organismus, der den Kalzium-Normalwert aufrechtzuerhalten hat, letztlich Kalzium aus den Knochen herauslöst, um den Kalziummangel auszugleichen.

Was ich zum Risiko von Knochenbrüchen bei Kindern gesagt habe, gilt auch für Erwachsene. Besonders für Frauen ist UV-Strahlung genauso wichtig wie für Kinder. Weil Frauen aus hormonellen Gründen im Alter mehr als Männer zu Osteoporose neigen, ist es für sie wichtig, sich von Jugend an im Freien einem gewissen Maß an UV-Strahlung auszusetzen und so für ein ordentliches Knochenwachstum zu sorgen, um der Osteoporose vorzubeugen. Allerdings ist das vielen Frauen zuwider, weil sie befürchten, durch UV-Strahlung Hautflecken zu bekommen. Doch was nützt ihnen eine noch so schöne Haut, wenn im Alter ihre Knochen brüchig werden und sie am Stock gehen müssen?

Auch wenn man noch so viel Kalzium zuführt, werden die Knochen nicht stark, wenn man lediglich im Fitnessstudio oder in geschlossenen Räumen trainiert. Um starke Knochen zu bekommen, ist es unerlässlich, sowohl reichlich Kalzium und Vitamin D aufzunehmen, als sich auch im Freien aufzuhalten.

Frauen, die sich wegen Hautflecken oder Sonnenbrand Sorgen machen, sollten eine Sonnenbrille aufsetzen, einen Hut mit Krempe tragen und Sonnencreme auf die empfindlichen Hautstellen auftragen. Selbst wenn man sich mit solchen Maßnahmen vor direkter, starker Sonnenstrahlung schützt, kann Vitamin D noch in ausreichendem Maß aktiviert werden.

Den Grundumsatz durch Training der *core muscles* steigern

Muskeltraining mag ja noch so gut für den Körper sein, aber wenn dadurch Arme und Oberschenkel zu kräftig werden und die gute weibliche Figur verloren geht, werden viele Frauen davon überhaupt nicht begeistert sein. Diesen Frauen möchte ich nachdrücklich empfehlen, ihre Aufmerksamkeit beim Training auf diejenigen Muskelpartien zu richten, die speziell trainiert werden sollen. Wenn man zum Beispiel wie gewöhnlich einfach mechanisch Bankdrücken oder Liegestütze macht, ohne sich dabei auf den Bewegungsablauf oder bestimmte Körperpartien zu konzentrieren, werden die Muskeln in den Armen kräftiger. Wenn man bei denselben Übungen die Aufmerksamkeit auf die Brustmuskulatur richtet, werden nur diese Muskeln trainiert. Dadurch wird die Figur im Brustbereich verbessert, ohne dass die Arme zu kräftig werden.

Auf die gleiche Weise lässt sich auch verhindern, dass die Beine zu muskulös werden, indem man sich beim Walking oder Jogging auf die Bauch- und Gesäßmuskeln konzentriert. Das sorgt dafür, dass sich die Muskeln an Bauch und Po straffen. In Wirklichkeit wird die Figur nicht durch die Art der Bewegung bestimmt; vielmehr kommt es darauf an, auf welche Muskeln man die Aufmerksamkeit bei der Bewegung richtet.

Deshalb sollten sowohl Männer als auch Frauen es sich zur Gewohnheit machen, sich im Alltagsleben auf die *core muscles* zu konzentrieren. Unter *core muscles* versteht man die Hauptmuskeln des Rumpfs unterhalb des Brustkorbs und am Rücken. Ihre Hauptaufgabe ist es, für eine gute aufrechte Körperhaltung mit einem gerade aufgerichteten Rücken zu sorgen. Die Aufmerksamkeit auf die *core muscles* zu richten bedeutet einfach, den Bauch etwas anzuziehen und den Rücken zu strecken.

Im Allgemeinen sieht es so aus, als würden die meisten Leute den Rücken ganz gerade strecken, doch in Wirklichkeit ist das oft nicht der Fall. Wenn die Leute auf dem Stuhl sitzen, sind bei fast allen Rücken und Hüfte gebeugt. Es gibt auch nur wenige, die beim Gehen den Rücken wirklich aufgerichtet halten. Wenn wir nicht auf die *core muscles* achten, lassen sie schnell nach und werden schwach. Dann kommt es irgendwann zu Beschwerden wie Schulter- und Rückenschmerzen. Wenn man nichts dagegen unternimmt, besteht die Gefahr, dass die Hüfte im Alter gebeugt wird.

Weil sich die Haltung verbessert, wenn die *core muscles* trainiert werden, sieht man dadurch auch jugendlicher aus. In Wirklichkeit sieht man nicht nur jugendlicher aus – weil sich der Blutkreislauf verbessert, werden Stoffwechsel und Regenerationskraft gesteigert, und der ganze Körper verjüngt sich. Die *core muscles* zu trainieren heißt, seine Aufmerksamkeit stets auf eine gute Haltung zu richten. Wenn man zum Beispiel die Haltung von Schauspielerin-

nen bei Interviews beobachtet, ist es ein erfreulicher An-
blick, wie sie kerzengerade mit gestrecktem Rücken dasit-
zen. Dasselbe gilt auch für die Haltung von Models beim
Gehen, die mit gestrecktem Rücken und eingezogenen
Bauchmuskeln eine jugendliche Frische ausstrahlen. Personen mit nachahmenswerter Haltung sollten wir uns zum
Vorbild nehmen, um auch selbst stets eine gute Haltung zu
bewahren.

Um im Sitzen eine optimale Haltung zu erreichen, kann
man beide Schultern etwas nach hinten ziehen und gleichzeitig die Brust etwas herausstrecken. Dagegen sollte man
beim Gehen zusätzlich die Bauchmuskeln einziehen und
gleichzeitig darauf achten, den After zusammenzuziehen.
Das feste Schließen des Aftermuskels ist besonders wirkungsvoll. Anfangs mag uns das mühsam vorkommen,
denn diese Muskeln sind bei vielen Leuten häufig schon
schlaff geworden. Doch weil sie trainiert werden, wenn
man ständig darauf achtet, führt das auf natürliche Weise
zu einer guten Haltung.

Das genügt, um eine gute Haltung zu bewahren, aber sie
ist auch in anderer Hinsicht für den Körper von größtem
Nutzen. Wenn man die *core muscles* trainiert, steigt der
Stoffwechselgrundumsatz um 20 Prozent. Bei einem Menschen mit einem Grundumsatz von 1400 kcal bedeutet das
eine Zunahme um 280 kcal. Das entspricht dem Energieverbrauch von einer Stunde Jogging. Weil es sich bei den
core muscles außerdem um besonders große Muskeln handelt, tragen sie in erheblichem Maße zur Wärmeerzeugung

und zur dauerhaften Erhöhung der Körpertemperatur bei. Die effektivste Methode, um einen gesunden und schönen Körper zu bekommen, besteht also darin, im Muskelbereich vor allem die *core muscles* zu trainieren.

Kapitel III

Stress und niedrige Körpertemperatur

Krankheit und Stress

Wie wir wissen, wird der größte Teil unserer Krankheiten durch Stress verursacht. Doch dieser eine Begriff kann vielerlei bedeuten. Da gibt es sowohl den »psychischen Stress«, der mit zwischenmenschlichen Beziehungen oder Druck bei der Arbeit zusammenhängt, als auch den »körperlichen Stress«, der durch Erschöpfung, Schlafmangel oder Schmerzen verursacht wird. In diesem Buch wird dieser Begriff in seiner allgemeinsten Bedeutung verwendet: Natürlich umfasst er die gerade genannten Arten von Stress, aber auch diejenigen, die wir für gewöhnlich nicht direkt als Stress empfinden, bei denen der Körper aber Stressreaktionen zeigt.

Im menschlichen Organismus wirken ständig diverse Funktionen zusammen, um ihn in einer optimalen Verfassung zu halten. Wenn wir Stress ausgesetzt sind, reagiert der Körper auf verschiedene Weise, um den ursprünglichen harmonischen Zustand wiederherzustellen. Wenn wir zum Beispiel vor Kälte zittern oder bei Hitze schwitzen müssen, so sind das Stressreaktionen. Um solche Reaktionen handelt es sich ebenfalls, wenn wir unter Druck stehen und das Herz zu klopfen beginnt, wenn wir angespannt sind und die Kehle trocken wird oder wenn wir Angst haben und eine Gänsehaut bekommen. Auch wenn wir in unangenehmen Situationen ungeduldig werden, nicht einschlafen können, den Appetit verlieren oder umgekehrt unbedingt etwas essen wollen, kann man das als Stressreaktion bezeichnen.

Das erste Organ, das in unserem Körper Stress registriert, ist das Gehirn. Die Informationen über psychischen oder körperlichen Stress werden durch die Nervenbahnen des ganzen Körpers zum Gehirn geleitet. Dort wird diese Information im Hypothalamus als Stress registriert.

Der Hypothalamus hat viele Funktionen. Außer der Reaktion auf Stress gehören dazu instinktive Verhaltensweisen wie die Regulierung der Körpertemperatur und die Sekretion des Hypophysenhormons sowie die Aufnahme von Nahrung und Flüssigkeit, das Sexualverhalten und der Schlaf. Der Hypothalamus steuert auch emotionale Verhaltensweisen wie Zorn oder Unruhe. Die Tatsache, dass es so vielerlei Stressreaktionen gibt, hängt damit zusammen, dass zwischen dem Hypothalamus als Steuerungsorgan und dem Stress enge Beziehungen bestehen.

1988 erschien in Japan ein Buch mit dem Titel »Einsame Menschen werden dick«, das ziemlich viel Aufsehen erregte. Der Verfasser Naohiko Uematsu, ein klinischer Psychologe, erklärt in diesem Werk, dass Essverhalten und Sexualverhalten sich sehr ähnlich sind und dass Frauen, die keinen Kontakt zum anderen Geschlecht und keinen Sex haben, dazu neigen, ihre Einsamkeit durch Befriedigung des Appetits zu kompensieren.

Die Feststellung, dass sexuell frustrierte Frauen ihr Esszentrum befriedigen wollen, trifft nicht auf alle zu, erklärt sich aber aus der Tatsache, dass der Hypothalamus sowohl unser Sexualverhalten als auch unser Essverhalten steuert. So wie es Frauen gibt, die aus Liebeskummer esssüchtig werden und zunehmen, gibt es auch Frauen, die aus Liebeskummer den Appetit verlieren und plötzlich abmagern. Deshalb kann man sagen, dass es bei angesammeltem Stress wegen sexueller Frustration im Steuerungssystem des Hypothalamus zu Fehlfunktionen kommen kann, die zu Essstörungen wie Bulimie oder Anorexie führen können.

In unserem alltäglichen Leben sind wir den verschiedensten Formen von Stress ausgesetzt. Durch entsprechende Reaktionen auf den Stress tut unser Organismus täglich sein Bestes, um sowohl körperlich als auch seelisch einen optimalen Zustand des Gleichgewichts zu bewahren. Dass wir weitgehend ein Leben in Gesundheit führen können, verdanken wir dem fortwährenden Einsatz der Steuerungssysteme unseres Körpers.

Doch dieser Einsatz hat seine Grenzen. Wenn der Stresszustand zu lange andauert, kann der Körper nicht mehr angemessen darauf reagieren. Das Gleichgewicht wird gestört, und die gute Verfassung kann nicht bewahrt werden. Das ist der Beginn einer »Krankheit«.

Mit diesem Mechanismus der Entstehung von Krankheiten stehen das vegetative und das hormonelle Gleichgewicht in engem Zusammenhang. Das vegetative und das hormonelle Gleichgewicht werden gestört, wenn ein Stresszustand über längere Zeit andauert. Diese Störungen sind die Ursache für zahlreiche Krankheiten. Warum geraten nun das vegetative Nervensystem und die innere Sekretion aus dem Gleichgewicht, wenn ein Stresszustand zu lange andauert?

Um das zu erklären, möchte ich Ihnen zuerst einmal zeigen, auf welche Weise der Körper reagiert, wenn er sich gestresst fühlt.

Warum es gesund ist, früh schlafen zu gehen und früh aufzustehen

Durch die gegenseitige Kontrolle der beiden vegetativen Nervensysteme, des Sympathikus und des Parasympathikus, wird im menschlichen Organismus ein Zustand des Gleichgewichts hergestellt. Der Mensch ist zwar in der Lage, Hände oder Füße nach seinem Willen frei zu bewegen, kann aber die Funktion der inneren Organe wie Herzschlag oder Peristaltik nur in sehr begrenztem Maße bewusst beeinflussen. Die verschiedenen Körperfunktionen, die sich einer bewussten Kontrolle weitgehend entziehen, werden vom vegetativen Nervensystem gesteuert.

Was geschieht, wenn der Sympathikus den Körper kontrolliert? In diesem Fall verengen sich die Blutgefäße und der Blutdruck steigt, die Atemwege dehnen sich aus und der Herzschlag beschleunigt sich. Dagegen wird die Funktion des Verdauungstrakts gebremst. Mit anderen Worten wird ein Zustand hergestellt, der für die Aktivierung des Gehirns oder der Muskeln bei der Arbeit oder beim Sport günstig ist.

Wenn dagegen der Parasympathikus den Körper kontrolliert, geschieht das Gegenteil: Die Blutgefäße erweitern sich und der Blutdruck sinkt, die Atemwege verengen sich und der Herzschlag beruhigt sich. Dazu wird auch die Funktion des Verdauungstrakts aktiviert. In diesem Zustand ist es günstig, sich auszuruhen oder die Nahrung zu verdauen und zu resorbieren. Auf diese Weise sorgt das vegetative Nervensystem abwechselnd dafür, dass im Organismus bei Bewegung oder Ruhe jeweils die passenden Funktionen aktiviert werden.

Die Funktionen des vegetativen Nervensystems werden vom Hypothalamus gesteuert. Das ist die gleiche Gehirnregion, die auch für die Verarbeitung von Stress zuständig ist. Deshalb wird das vegetative Gleichgewicht gestört, wenn ein Stresszustand länger andauert. Was geschieht nun, wenn das vegetative Gleichgewicht gestört ist? Zu den Funktionen des vegetativen Nervensystems gehört auch die Steuerung des Tagesrhythmus (»zirkadianer Rhythmus«; über den Tag verteilt). Einfach gesagt sorgt dieser Rhythmus dafür, dass von Sonnenaufgang bis Sonnenuntergang der Sympathikus dominiert, während in der Nacht, wenn wir ruhen und schlafen, der Parasympathikus die Führung übernimmt.

Im Großen und Ganzen funktioniert der zirkadiane Rhythmus auf diese Weise. Das vegetative Nervensystem reagiert jedoch jedes Mal empfindlich auf momentane Reize und Aktivitäten, indem es bei Bedarf zwischen Sympathikus und Parasympathikus wechselt. Wenn man zum Beispiel schläfrig ist und dann den Körper bewegt, wird man wach. Das bedeutet, dass der Körper, in dem momentan der Parasympathikus dominiert, auf diese Bewegung reagiert und auf den Sympathikus umschaltet.

Wenn man bei Tag nach dem Essen schläfrig wird, geschieht das, weil der Körper wegen der Aktivität von Magen und Darm auf den Parasympathikus umschaltet. Wenn man nachts arbeitet, dominiert deshalb der Sympathikus, während der Parasympathikus die Steuerung übernimmt, wenn man sich tagsüber schlafen legt. Sobald man im Widerspruch zu seinen inneren Rhythmen lebt, führt das zu Stress, denn dadurch wird das vegetative Gleichgewicht gestört.

Ideal ist es, die beiden vegetativen Systeme in harmonischer Weise zu nutzen, indem wir uns in Übereinstimmung mit dem zirkadianen Rhythmus aktiv betätigen, wenn die richtige Zeit für Aktivität da ist, und ordentlich ausruhen, wenn die Zeit dafür gekommen ist. Heutzutage müssen zahlreiche Menschen nachts einer geregelten Arbeit nachgehen und tagsüber schlafen. Ein Leben im Widerspruch zum zirkadianen Rhythmus führt aber letztlich zu Störungen des vegetativen Gleichgewichts, auch wenn die Arbeit noch so regelmäßig sein und man genügend Schlaf bekommen mag. Zu einer geregelten Lebensführung gehört, dass man früh zu Bett geht und in der Frühe aufsteht. Wenn man eine gute Gesundheit bewahren will, ist das äußerst wichtig. Es ist auch die beste Methode, um das vegetative Nervensystem im Gleichgewicht zu halten.

Sinkende Körpertemperatur bei Störungen des vegetativen Nervensystems

Die einfachste Methode, um festzustellen, ob das eigene vegetative Gleichgewicht gestört ist oder nicht, ist die Messung der Körpertemperatur. Generell gilt, dass das Gleichgewicht bei erhöhter Temperatur besser ist. Wenn ein Zustand mit niedriger Temperatur länger andauert, kommt es zu Störungen des vegetativen Gleichgewichts. Denn eine übermäßige Spannung sowohl im Sympathikus als auch im Parasympathikus führt zu Kreislaufstörungen und zum Absinken der Körpertemperatur. Aber auch wenn das Resultat in beiden Fällen dasselbe ist, so ist der Mechanismus, der zum Absinken der Temperatur führt, doch verschieden.

Zuerst wollen wir das am Fall der niedrigen Körpertemperatur durch übermäßige Belastung des Sympathikus betrachten. Bei Menschen, die ständig Überstunden machen und unter Schlafmangel leiden, bei Menschen, die ständig sehr hart arbeiten müssen, bei Menschen, die bei der Arbeit unter Druck stehen oder wegen schwieriger menschlicher Beziehungen unter psychischem Stress leiden, ist das vegetative Nervensystem zwangsläufig übermäßigen Spannungen ausgesetzt.

Heutzutage wissen wir, dass die weißen Blutkörperchen (Leukoyzten) ebenso wie die inneren Organe vom vegetativen Nervensystem gesteuert werden. Wenn nun der Sympathikus unter übermäßiger Spannung leidet, nimmt die Zahl der Granulozyten unter den weißen Blutkörperchen zu.

Im Allgemeinen ist immer nur von weißen Blutkörperchen die Rede; in Wirklichkeit gibt es aber drei Arten von Leukozyten: Granulozyten, Lymphozyten und Monozyten. Vor allem die Granulozyten und die Lymphozyten regeln die Immunfunktion. Die Granulozyten machen etwa 60 Prozent der Leukozyten aus; sie kämpfen gegen von außen eingedrungene Bakterien. Während die Lymphozyten, deren Anteil unter den Leukozyten bei etwa 30 Prozent liegt, vor allem gegen Viren und Schimmelpilze kämpfen.

Wenn der Sympathikus unter einer starken Spannung steht, nehmen die Granulozyten zu. Auf den ersten Blick scheint das etwas Positives zu sein. Für den Körper ist die Zunahme von Granulozyten aufgrund übermäßiger Spannung jedoch schlecht. Denn wenn die Granulozyten über das notwendige Maß hinaus zunehmen, entsteht beim Absterben von ihnen aktiver Sauerstoff. Das führt dazu, dass die Zellstrukturen an verschiedenen Körperstellen zerstört werden.

Außerdem übersäuert der dabei freigesetzte aktive Sauerstoff das Blut, das dadurch schlechter fließt. Aus diesem

Grunde kommt es zum Absinken der Körpertemperatur. Es handelt sich hier also um niedrige Körpertemperatur, die durch übermäßige Spannung im Sympathikus bedingt ist.

Wenn man dagegen, statt sich zu überarbeiten, ein allzu bequemes Leben führt und sich zu wenig bewegt, kommt es im Körper zu erhöhten Spannungen im Parasympathikus. Das führt zur Zunahme der Lymphozyten im Blut. Weil sich die Blutgefäße erweitern, wenn der Parasympathikus dominiert, verbessert sich zunächst der Blutkreislauf. Wenn aber dieser Zustand über längere Zeit andauert und sich schließlich übermäßige Spannungen aufbauen, beginnt die Blutzirkulation zu stagnieren. Das ähnelt den Verhältnissen bei einem Wasserlauf: Je breiter der Fluss ist, desto ruhiger fließt das Wasser. So führt eine übermäßige Spannung im Parasympathikus zu Kreislaufschäden und niedriger Körpertemperatur.

Die Tatsache, dass die Zahl der Menschen mit niedriger Körpertemperatur zunimmt, kann als Beleg dafür gelten, dass das vegetative Gleichgewicht vielfach gestört ist.

Vorsicht bei Schmerzmitteln, Steroiden (organischen Stoffe) und Krebsmedikamenten

Wenn sowohl Sympathikus als auch Parasympathikus unter übermäßiger Spannung leiden, können sich letztlich Krankheiten entwickeln. Doch je nachdem, wo diese Spannungen auftreten, sind auch die Folgen verschieden. Weil eine übermäßige Spannung im Sympathikus außer zu Kreislaufschäden und niedriger Körpertemperatur auch zu einer starken Zunahme der Granulozyten führt, werden Schleimhäute und Bindegewebe beschädigt. Dadurch kann es dann vor allem zu folgenden Erkrankungen kommen:

- Magengeschwür – durch Schädigung der Magenschleimhaut;
- Zwölffingerdarmgeschwür – durch Schädigung der Zwölffingerdarmschleimhaut;
- chronische Dickdarmentzündung (*Colitis ulcerosa*) – durch Schädigung der Dickdarmschleimhaut;
- interstitielle Lungenentzündung – durch Schäden an den Bindegewebsstrukturen zwischen den Lungenbläschen;
- Menière-Krankheit (Erkrankung des Innenohrs) – durch Schäden an den Gewebestrukturen im Innenohr;
- Parodontose – durch Schäden am Zahnfleisch.

Die Hauptursache für eine erhöhte Spannung im Sympathikus ist Überarbeitung. Da die Japaner im Allgemeinen fleißig sind, arbeiten sie häufig zu viel und schlafen zu wenig, was letzten Endes zu Spannungen im Sympathikus führt. Außerdem verursacht psychischer Stress solche Spannungen. Weil es in der modernen Gesellschaft wohl kaum jemanden gibt, der nicht hin und wieder unter psychischem Stress leidet, kann man sagen, dass bei fast allen Menschen in der modernen Industriegesellschaft der Sympathikus ziemlich dominant ist, auch wenn das nicht bis zu übermäßigen Spannungen führen muss.

Aber das ist nicht der einzige Grund, warum bei den meisten Menschen der Sympathikus unter großer Spannung steht, denn in Wirklichkeit gibt es noch einen zweiten wichtigen Grund: den »medikamentösen Stress«.

Dieser Ausdruck mag ungewohnt klingen – damit gemeint ist jener Stress, der durch Medikamente verursacht wird. Auch wenn Medikamente wichtig für die Heilung bestimmter Krankheiten sein mögen, so lösen sie doch auch körperlichen Stress aus. Im eigenen Land fällt das den Japanern bei der medizinischen Behandlung nicht weiter auf. Japan ist zum Beispiel beim Einsatz von Antibiotika die Nummer Eins in der Welt.

Antibiotika werden hauptsächlich zur Therapie gegen Entzündungen und Eiterbildung eingesetzt. Weil sie jedoch auch als Pflanzenschutzmittel oder zur Lebensmittelkonservierung verwendet werden, gelangen sie völlig unbemerkt in den Organismus von Menschen, die gar keine Medikamente einnehmen. Antibiotika, die auf diese Weise ständig in den menschlichen Organismus gelangen, gehören zu jenen Medikamenten, die im Sympathikus übermäßige Spannungen verursachen.

Außerdem nehmen viele Japaner blutdrucksenkende Mittel ein und benutzen bei Schulter- oder Kreuzschmerzen gern Schmerzpflaster, die beide ebenfalls Spannungen im Sympathikus verursachen. »Wie, Schmerzpflaster sollen krank machen?«, werden Sie sich vielleicht fragen, aber mir ist tatsächlich der Fall eines Patienten bekannt, bei dem schließlich interstitielle Lungenentzündung diagnostiziert wurde, nachdem er über zwölf Jahre lang täglich solche Pflaster benutzt hatte. Das ist eine Art von Lungenentzündung, bei der die Bindegewebsstrukturen zwischen den Lungenbläschen faserig hart werden. Dies ist sehr gefährlich, denn dadurch wird der Gasaustausch so stark reduziert, dass es zum Tode führen kann, wenn diese Art von Degeneration fortschreitet.

Die beste Methode, um medikamentösen Stress zu verhindern, wäre natürlich, gar keine Medikamente einzunehmen. Aber das scheint für uns moderne Menschen nahezu unmöglich zu sein. An dieser Stelle möchte ich aber auf drei Arten von Medikamenten hinweisen, bei denen Sie besonders vorsichtig sein sollten, wenn Sie nicht durch medikamentösen Stress krank werden wollen. Sie sollten zumindest vorher sorgfältig das Für und Wider abwägen, bevor Sie sich entscheiden.

Es sind dies erstens Schmerzmittel, zweitens Steroide und drittens Krebsmedikamente. Da alle drei den Sympathikus nachweislich erheblichem Stress aussetzen, möchte ich Ihnen raten, den Gebrauch dieser Medikamente auf das notwendige Minimum zu beschränken. Besondere Aufmerksamkeit ist bei Schmerzmitteln angebracht, denn da sind eine Menge verschiedener Tabletten auf dem Markt, die wir oft auch bei leichten Beschwerden wie Kopfweh, Menstruationsbeschwerden oder fiebrigen Erkältungen ohne Bedenken zu uns nehmen.

Wenn man heute zum Arzt geht, bekommt man nahezu immer ein Medikament verschrieben. Und besonders die eifrigen japanischen Patienten nehmen die verordneten Pillen auch fast alle restlos zu sich. Wenn es aber um den eigenen Körper geht, halte ich es für unerlässlich, dass jeder sich gut über seine Medikamente und ihre Risiken informiert, bevor er sie einnimmt.

Nicht zu viele Softdrinks für Kinder

Übermäßige Spannungen im Parasympathikus führen nicht nur zu Kreislaufschäden und einer niedrigen Körpertemperatur, sondern auch zu einer starken Zunahme der Lymphozyten. Bei zu starker Zunahme von Lymphozyten kann es zu Überreaktionen des Immunsystems und dadurch leichter zum Ausbruch von Krankheiten kommen. Konkret geht es dabei vor allem um allergische Beschwerden wie:

- Keuchhusten,
- Neurodermitis,
- Heuschnupfen.

Bei den Allergien handelt es sich um Krankheiten, die durch Überreaktionen des Immunsystems verursacht werden, wenn spezifische Allergene wie Hausstaub, Tierhaare, Pollen oder bestimmte Proteine in Nahrungsmitteln mit Lymphozyten verwechselt werden. Durch diese Verwechslung wird eine Überreaktion des Immunsystems ausgelöst, die mit einer starken Zunahme von Lymphozyten einhergeht. Hauptgründe für übermäßige Spannungen im Parasympathikus sind Bewegungsmangel und eine träge, ungeregelte Lebensweise. Außerdem wird der Parasympathikus gereizt, wenn wir zu viel essen und zu viele Zwischenmahlzeiten einlegen, zu viele Softdrinks trinken und schädlichen Autoabgasen oder Umwelthormonen ausgesetzt sind.

In jüngster Zeit werden die Allergiepatienten immer jünger. Eine Ursache dafür könnte mit dem Stress vieler Mütter zusammenhängen. Denn wenn man das Blut von Müttern untersucht, deren Kinder unter Allergien leiden, zeigt sich im Allgemeinen, dass die Zahl der Lymphozyten bei ihnen erhöht ist. Da Säuglinge ursprünglich keine Immunität besitzen und diese erst mit der Muttermilch von der Mutter übernehmen, geht diese Veranlagung von der Mutter auf das Kind über, wenn die Mutter zu Allergien neigt.

Natürlich ist die Mutter nicht die einzige Ursache für Allergien. Es gibt noch zwei weitere Gründe, dass Allergiepatienten immer jünger werden. Zum einen sind das Veränderungen in der Lebensweise bei Kindern. Im Vergleich zu früher hat heute jene Zeit zugenommen, welche die Kinder im Haus verbringen, und deshalb leiden immer mehr Kinder auch unter Bewegungsmangel. Zum anderen ist die Anzahl der Kinder gewachsen, die bis spät in die Nacht aufbleiben, was das Allergierisiko ebenfalls erhöht. Durch das nächtelange intensive Büffeln zum Beispiel für Prüfungen wird der Sympathikus gereizt, während eine ungeregelte Lebensweise, bei der man bis spät in die Nacht fernsieht und Computerspiele macht, zu Spannungen im Parasympathikus führt.

Auch die Tatsache, dass Kinder immer häufiger Zwischenmahlzeiten essen oder Softdrinks trinken, erhöht das Allergierisiko. Denn weil der Verdauungstrakt aktiv wird, wenn die Häufigkeit von Zwischenmahlzeiten und die Menge der dabei konsumierten Nahrungsmittel zunehmen, wird der Parasympathikus gereizt. Das geschieht in dem Zeitraum, in dem eigentlich der Sympathikus dominieren sollte. Weil Softdrinks Kohlensäure enthalten, erhöht sich die CO_2-Konzentration im Blut, wenn man sie trinkt. Dadurch wird wiederum der Parasympathikus gereizt. Das hat zur Folge, dass man außerdem unweigerlich zerstreut und schläfrig wird.

Der zweite Faktor sind Umweltprobleme. Bekanntlich verstärken sich die Krankheitssymptome, wenn wir Schadstoffen wie Pollen, Abgasen oder Pestiziden ausgesetzt sind. Das reizt den Parasympathikus, der dann in einen Zustand erhöhter Anspannung gerät. Deshalb sollten Sie sich darüber im Klaren sein, dass jede Art von Schadstoffbelastung die allergischen Beschwerden verschlimmert, und zwar nicht nur die Blütenpollen, sondern alle möglichen Substanzen wie Abgase, Pestizide oder Umwelthormone.

Wenn eine Allergie erst einmal zum Ausbruch gekommen ist, hat man es mit einer überaus lästigen Krankheit zu tun, die nicht so leicht zu heilen ist, selbst wenn das vegetative Nervensystem wieder im Gleichgewicht ist. Deshalb ist es zur Vorsorge besonders wichtig, seine Lebensweise und das Lebensmilieu zu überdenken und sich zu bemühen, ein möglichst geregeltes Leben zu führen sowie sich ausreichend zu bewegen, damit es erst gar nicht zum Ausbruch einer Allergie kommt.

Sympathikus- oder Parasympathikus-Typ

Selbst bei nahezu gleichartiger Lebensweise gibt es immer Menschen, die krank werden, und andere, die gesund bleiben. Für solche individuellen Unterschiede sind verschiedene Faktoren verantwortlich, zu denen auch der vegetative Typus gehört. Von Natur aus gibt es Menschen, bei denen der Sympathikus dominiert, und andere, bei denen der Parasympathikus vorherrschend ist. Dieser Unterschied im vegetativen Typus ist angeboren und beeinflusst

Charakter und Verhaltensmuster der betreffenden Personen gleichermaßen.

Menschen, bei denen der Sympathikus dominiert, sind von eher aktivem Charakter: wenn man sie einer Indoor-Partei oder einer Outdoor-Partei zuordnen sollte, so würden sie ganz klar zur Outdoor-Partei gehören. Wenn Sie jemanden kennen, der immer positiv eingestellt ist und auch in der Freizeit nicht gern ruhig zu Hause rumsitzt, dann können Sie sicher sein, dass diese Person zum sympathischen Typus gehört. Personen, bei denen der Parasympathikus dominiert, sind dagegen eher von sanftem Charakter und gehören zur Behaglichkeit schätzenden Indoor-Partei. Sie verbringen ihre Freizeit lieber gemütlich zu Hause.

Diese Dispositionen sind angeboren. Doch wenn man ein hartes Berufsleben hat, bei dem durch Stress und Überarbeitung ständig der Sympathikus gereizt wird, dann führt das zu übermäßiger Spannung im Sympathikus, auch wenn man in seiner Kindheit und Jugend bis zum Abschluss der Ausbildung eigentlich zum parasympathischen Typus gehörte.

Um besser gegen Krankheiten vorzubeugen, ist es nützlich zu wissen, zu welchem Typus man selbst gehört und zu welchen Beschwerden man daher neigt. An dieser Stelle möchte ich ganz besonders darauf hinweisen, dass es auch unter Allergikern Fälle gibt, bei denen die Beschwerden durch übermäßige Spannung im Sympathikus verursacht werden. Was Allergien so lästig macht, ist ihre Gefährlichkeit auch für Personen, die nicht unbedingt zum parasympathischen Typus gehören.

Da ich selbst von der Veranlagung her zum sympathischen Typus zähle, lebe ich im Allgemeinen so, dass es eher zu Spannungen im Sympathikus kommt. Trotzdem leide ausgerechnet ich unter Heuschnupfen. Der Grund dafür ist ein Missgeschick, das mir in meiner Studentenzeit passierte. Da ich eigentlich immer ziemlich ordentlich und sauber gewesen bin, habe ich auch in meiner Studentenzeit meine Bude eifrig geputzt und meine Sachen gut gewaschen. Deshalb sah es bei mir immer ordentlich aus. Doch da ich bis zum Studium im Elternhaus gelebt hatte, wusste ich leider nicht, dass das Filter der Klimaanlage regelmäßig gereinigt werden muss.

So verbrachte ich meine Studentenzeit, ohne etwas Böses zu ahnen. Ein Jahr verging, ein zweites Jahr verging … Wenn ich in der Sommerhitze ab und zu die Klimaanlage einschaltete, reagierte meine Nase gereizt. Damals habe ich das überhaupt nicht beachtet. Aber von mir unbemerkt vermehrten sich offensichtlich die Lymphozyten in meinem Körper, denn ich atmete ja die ganze Zeit die verschmutzte Luft aus der Klimaanlage ein.

Ich werde nie vergessen, was an einem Frühjahrstag in meinem vierten Studienjahr geschah, als die Klimaanlage ausfiel. Weil ich sie für defekt hielt, öffnete ich den Filterkasten der Klimaanlage. Da fiel mir zu meinem Schreck der ganze Staub von vier Jahren in einer Wolke von oben auf den Kopf. Weil ich damals übermäßig viel Staub eingeatmet hatte, habe ich eine Allergie bekommen und leide seither unter Heuschnupfen.

Hartnäckige Allergien sind nur sehr schwer zu heilen. Weil selbst Personen vom sympathischen Typus aufgrund von Umwelteinflüssen Allergien bekommen können, kann man nicht einfach behaupten, jemand würde zum parasympathischen Typus gehören, bloß weil er Allergiker ist. Die Japaner gehören zwar in der überwiegenden Mehrzahl zum sympathischen Typus, trotzdem leiden viele unter allergischen Beschwerden wie Heuschnupfen oder Neurodermitis.

Während unter den Japanern der sympathische Typus vorherrscht, gehört meiner Meinung nach die Mehrzahl der Europäer – und da vor allem die Südeuropäer – eher zum parasympathischen Typus. Das scheint nicht für die Deutschen zu gelten, die eher dem sympathischen Typus zuzuordnen sind. Wenn Sie selbst wissen wollen, zu welchem Typus Sie gehören, dann können Sie das herausfinden, indem Sie sich an Ihre charakteristischen Eigenschaften und Verhaltensweisen während Ihrer Kindheit und Jugend zurückerinnern.

Vegetative Typen in der Übersicht

	sympathischer Typus	parasympathischer Typus
Veranlagung	linke Gehirnhälfte, Muskulatur	rechte Gehirnhälfte, Verdauungstrakt & innere Organe
Charakter	extrovertiert, aktiv, aufbrausend, ungeduldig, gern im Freien, liebt Abwechslung	introvertiert, passiv, zurückhaltend, zurückgezogen, still genießend, Selbstfindung
Leukozyten	Zunahme der Granulozyten (Schwächung des Immunsystems)	Zunahme der Lymphozyten (Stärkung des Immunsystems)
psychische Verfassung	erhöhte Anspannung, viel Stress	entspannt
Körpertemperatur	niedrig	hoch (sinkt durch Umweltbelastung)
Immunstärke	abnehmend	zunehmend

Zellschäden durch Stress

Stress wird vom Hypothalamus registriert. Davon hängt ab, welchen Einfluss der Stress auf das vegetative Nervensystem hat. Im Folgenden werde ich auf das hormonelle Gleichgewicht zu sprechen kommen, als einem System der Stressbewältigung, das vom Hypothalamus gesteuert wird. Wenn der Hypothalamus Stress registriert, schickt er einen Befehl an die Hypophyse, damit die durch Stress verursachten Schäden im Organismus repariert werden. Nachdem die Hypophyse diesen Befehl empfangen hat, gibt sie ihrerseits den Auftrag an die Nebennieren, das eigentliche aktive Reparaturteam, das zur Stressreduzierung erforderliche Hormon abzusondern. Daraufhin geben die Nebennieren Kortison ab.

Die Beziehungen zwischen Hypothalamus, Hypophyse und Nebennieren sind ähnlich wie die Beziehungen zwischen Vorstand, Abteilungsleiter und Angestellten in einer großen Firma. Der Auftrag des Vorstands (Hypothalamus) geht an den Abteilungsleiter (Hypophyse); der Abteilungsleiter beauftragt wiederum die Angestellten (Nebennieren), den Auftrag des Vorstands auszuführen. Daraufhin beginnen die Angestellten als aktives Team zu arbeiten. Dieser neuro-chemische Übertragungsweg vom Gehirn zu den Nebennieren wird im Englischen nach den Anfangsbuchstaben der beteiligten Drüsen *HPA access* genannt (H = *hypothalumus*, P = *Pituary gland*/Hypophyse, A = *adre-*

nals/Nebennieren). Bemerkenswert bei diesem Prozess ist, dass die Nebennieren (A) als »Angestellte« dem »Vorstand« (H) und dem »Abteilungsleiter« (P) jeweils ein Feedback beziehungsweise einen Zustandsbericht übermitteln.

Im Allgemeinen wird die Sekretion von Kortison erhöht, wenn man unter Stress leidet, während die Kortisonwerte sich normalisieren, wenn der Stress abnimmt. Sofern der Stresszustand jedoch lange andauert und fortwährend Kortison produziert werden muss, kommt es zu einer Erschöpfung der Nebennieren. Da eine derartig starke Überlastung der Nebennieren an Hypothalamus und Hypophyse gemeldet wird (Feedback), gibt der Vorstand dem Abteilungsleiter den Befehl: »Lass ihnen ein bisschen Ruhe, wenn sie zu viel arbeiten müssen.« Das führt dazu, dass kein Kortison mehr ausgeschieden wird, obwohl der Stress noch andauert. Diesen Erschöpfungszustand der Nebennieren bezeichnet man im Englischen als *adrenal fatigue*.

Das Hormon Kortison hat die Funktion, die erschöpften Zellen zu regenerieren. Unser Körper besteht aus 60 Billionen Zellen. Wenn der Körper durch Stress geschädigt wird, bedeutet das, dass auch die Zellen in Mitleidenschaft gezogen werden. Die Tatsache, dass unser Körper zu 60 Prozent aus Wasser besteht, bedeutet nicht, dass dieser Wasseranteil an einer bestimmten Stelle im Körper gespeichert ist, sondern dass jede einzelne der 60 Billionen Zellen 60 Prozent Wasser enthält. Die elektrische Spannung von circa 70 Millivolt an der Zellmembran zwischen dem Zellinneren und -äußeren sorgt dafür, dass die Zellen einen so hohen Wasseranteil halten können. Wenn der Stress zu stark wird, kommt es zu Störungen der elektrischen Spannung, die dazu führen, dass die Zellen Wasser verlieren. Dabei gehen außer dem Wasser jedoch auch Nährstoffe verloren, die für die Zellaktivität notwendig sind und verschiedene wichtige Substanzen enthalten. Deshalb lässt die Vitalität der Zellen nach, wenn ihr Wasseranteil abnimmt.

Die Substanz, die solche Zellschäden reparieren kann, ist der Blutzucker Glukose. Das Hormon Glycerol hat die Funktion, den Blutzuckerwert zu kontrollieren, damit Glukose leichter in die Zellen gelangen kann. Vereinfacht erklärt können Sie sich das so vorstellen, dass der Blutzuckerwert steigt, wenn der Glycerolgehalt zunimmt, während der Blutzuckerwert sinkt, wenn der Glycerolgehalt abnimmt (d.h. sich normalisiert). Im Allgemeinen geht man davon aus, dass das Insulin aus der Bauchspeicheldrüse – im Gegensatz zur Erhöhung des Blutzuckerwerts durch Glycerol – den Blutzuckerwert senkt. Die Verhältnisse sind in Wirklichkeit jedoch etwas komplizierter. Bei Erhöhung des Blutzuckerwerts wird Insulin deshalb abgesondert, weil es von den Zellen benötigt wird, um Glukose aus dem Blut aufzunehmen.

Bei der Zuckerkrankheit hört die Bauchspeicheldrüse auf, Insulin zu produzieren. In grober Einteilung lassen sich zwei Arten von Zuckerkrankheit unterscheiden: Diabetes vom Typ I, bei dem die Bauchspeicheldrüsenfunktion selbst gestört ist und kein Insulin produziert wird; und Diabetes vom Typ II, bei dem Insulin nicht mehr abgesondert wird, weil die Bauchspeicheldrüse erschöpft ist. Diabetespatienten vom Typ II neigen zu Übergewicht. Wenn sie ihre Krankheit ignorieren und sich die Symptome verschlimmern, magern sie unweigerlich ab. Das geschieht, weil in ihrem Zustand die Zellen wegen Insulinmangels nicht genug Nährstoffe aufnehmen können, obwohl das Blut eine Menge Insulin enthält. So gesehen haben Insulin und Glycerol nicht einfach nur gegensätzliche Funktionen, sondern sie sorgen gemeinsam dafür, dass genügend Nährstoffe zu den Zellen transportiert werden.

Wenn die Zellen durch das Zusammenwirken von Insulin und Glycerol wieder gesund werden, erhält der Hypothalamus die Botschaft, dass der Stress verschwunden ist. Darauf geht auf dem Übertragungsweg vom Hypothalamus über die Hypophyse diesmal der Befehl an die Nebennieren: »Ihr braucht nicht mehr so viel Kortison zu liefern!« Und die Hormonsekretion geht wieder auf ihren Normalwert zurück.

Übrigens erschöpft sich auch die Insulin produzierende Bauchspeicheldrüse, wenn der Stress andauert und die Nebennieren bis zur Erschöpfung Kortison sekretieren müssen. Mit anderen Worten bedeutet das, dass Menschen, deren Nebennieren erschöpft sind, ein höheres Diabetesrisiko haben. Wenn man also ständig unter Stress leidet, erhöht sich das Diabetesrisiko, auch wenn man nicht übergewichtig ist oder nicht zu viel Nahrung zu sich nimmt.

Niedrige Körpertemperatur erhöht die Viskosität des Blutes

Personen, deren Nebennieren erschöpft sind, haben ausnahmslos eine niedrige Körpertemperatur. Die im Hypothalamus registrierte Stressinformation wird von dort aus gleichzeitig sowohl an das vegetative Nervensystem als auch an das Hormonsystem übermittelt. Wenn die Nebennieren erschöpft sind, kommt es daher zu Störungen des vegetativen Gleichgewichts und zum Absinken der Körpertemperatur. Das bedeutet, dass Stress sowohl das vegetative Nervensystem als auch das Hormonsystem aus dem Gleichgewicht bringt.

Störungen des vegetativen Gleichgewichts, sei es durch überhöhte Anspannung des Symphatikus oder des Parasymphatikus, können also zu niedriger Körpertemperatur und Kreislaufstörungen führen. Weil diese beiden Störungen gleichzeitig auftreten, kann man davon ausgehen, dass eine niedrige Körpertemperatur mit Kreislaufstörungen gleichzusetzen ist.

Warum verschlechtert sich also die Blutzirkulation bei niedriger Körpertemperatur? Bekanntlich beträgt die elektrische Spannung an der Membran normaler Zellen etwa 70 Millivolt. Wenn nun die Zellen gestresst sind und diese Spannung gestört ist, sinkt der pH-Wert des Blutes. Dies führt dazu, dass der Körper eine Tendenz zur Übersäuerung hat.

Beim gesunden Menschen liegt der pH-Wert des Blutes bei 7,35–7,45. Da der neutrale pH-Wert 7,0 ist, ist dieser Wert leicht alkalisch. Man redet zwar häufig von der »Übersäuerung des Körpers«. Damit ist aber eigentlich gemeint, dass der pH-Wert unter den neutralen Wert von 7,0 sinkt. Weil der normale pH-Wert des menschlichen Blutes lediglich in einem Bereich um 0,1 schwankt, handelt es sich hier um ein äußerst sensibles Gleichgewicht. Bei einer Verschlimmerung von Diabetes entsteht Azidose; es kann dann dazu kommen, dass der pH-Wert bis in den Bereich um 7,0 absinkt. Das ist ein lebensgefährlicher Zustand. In diesem Zusammenhang bedeutet also »Tendenz zur Übersäuerung«, dass der Normalwert von pH 7,35 unterschritten wird.

In welchem Maße beeinflussen nun die Schwankungen der elektrischen Zellspannung den pH-Wert? Bedenklich ist, dass der pH-Wert um 0,1 sinkt, wenn die elektrische Spannung um lediglich 5,9 Millivolt abnimmt. Wenn der pH-Wert um 0,1 sinkt, lässt die Energieversorgung der Zellen deutlich nach, weil dadurch die Zellfunktionen stark beeinträchtigt werden. Die Tatsache, dass Menschen, die unter Nebennierenerschöpfung leiden, sich nicht von ihrer Müdigkeit erholen können, auch wenn sie schlafen oder sich ausruhen, ist auf das Absinken der Zellenergie zurückzuführen. Niedrige Körpertemperatur beeinträchtigt somit die Gesundheit des Körpers auf der zellulären Ebene.

Um die normale elektrische Zellspannung wiederherzustellen, muss die Zelle mit Glukose versorgt werden. Weil die Viskosität (Zähflüssigkeit, Fließverhalten) des Blutes allerdings bei niedriger Körpertemperatur, dem Absinken der Zellspannung und Übersäuerung des Körpers nachlässt, kommt es zu Kreislaufstörungen, und es wird nicht mehr ausreichend Glukose und Insulin zu den Zellen transportiert. Auf diese Weise setzt die niedrige Körpertemperatur eine »negative Spirale« in Gang, denn der Zustand des Organismus verschlechtert sich immer weiter, wenn er sich nicht mehr regenerieren kann. Man kann also sagen, dass Stress eine niedrige Körpertemperatur verursacht und die niedrige Körpertemperatur für die Zellen zusätzlichen Stress mit sich bringt.

Um die Viskosität des Blutes wieder zu verbessern, wird empfohlen, die Wasseraufnahme zu erhöhen und weniger Nahrungsmittel mit hohem Cholesterinanteil zu verzehren. Natürlich sind diese beiden Maßnahmen sinnvoll, aber die Erhöhung der Körpertemperatur ist in Wirklichkeit noch effektiver. Denn niedrige Körpertemperatur allein genügt schon, um die Fließeigenschaften des Blutes zu verschlechtern.

Auch hier gibt es einen Zusammenhang mit der elektrischen Zellspannung, die zwischen dem Inneren und dem Äußeren der Zelle etwa 70 Millivolt beträgt. Dabei ist die elektrische Ladung der Zelle innen negativ und außen positiv.

Früher haben Sie im Physikunterricht sicherlich mit Magneten experimentiert, um herauszufinden, wie sie sich zueinander verhalten. Wenn man dabei die gleichen Pole

– also Plus mit Plus oder Minus mit Minus – zusammenbringt, werden abstoßende Kräfte wirksam. Je stärker die Kraft der Magnete ist, desto stärker wirken diese Kräfte, während sich schwache Magnete nur leicht abstoßen.

Bei der elektrischen Ladung der Zellen sind dieselben Kräfte wirksam. Das bedeutet, dass zwei Zellen sich abstoßen, wenn sie positiv geladen sind. Wenn nun die elektrische Zellspannung sinkt, lässt die abstoßende Kraft zwischen den Zellen mit gleicher Ladung nach, genauso wie bei schwachen Magneten. Das Blut enthält neben roten und weißen Blutkörperchen auch zahlreiche andere Zellbestandteile. Wenn die elektrische Spannung auf dem richtigen Wert gehalten wird, ist das Blut in leicht flüssigem Zustand, weil die Zellen sich abstoßen. Wenn dagegen die elektrische Spannung absinkt und die abstoßenden Kräfte nachlassen, kann es leichter dazu kommen, dass Zellbestandteile verkleben und die Fließeigenschaften des Blutes sich verschlechtern. Eine Erhöhung der Körpertemperatur ist also die weitaus beste Methode, um das Blut ordentlich zum Fließen zu bringen.

Die Erhöhung der Körpertemperatur als bestes Mittel gegen Alterung

Mein Fachgebiet ist Anti-Aging. Wie dieser englische Fachausdruck besagt, geht es dabei um den Widerstand gegen das Altern. Dafür könnte man im Grunde auch den Begriff »Antioxidation« benutzen. Damit soll zum Ausdruck gebracht werden, dass Oxidation beim Alterungsprozess eine entscheidende Rolle spielt. Dabei gilt »aktiver Sauerstoff« als hauptverantwortlich für das Voranschreiten der Alterung.

Einfach gesagt handelt es sich bei aktivem Sauerstoff um Sauerstoff mit sehr starker oxidativer Kraft. Weil der menschliche Organismus aktiven Sauerstoff einsetzt, um Bakterien und Viren abzutöten, kann man durchaus sagen, dass eine gewisse Menge davon nützlich ist. Doch wenn das notwendige Maß überschritten wird, hat das viele gesundheitsschädliche Wirkungen. Bekanntlich gehören dazu die Schädigung des Erbguts in den Zellen und die Entstehung von Krebs.

Wie kommt es nun, dass im Körper zu viel aktiver Sauerstoff entsteht? Die im Übermaß entstandenen Granulozyten erzeugen größere Mengen von aktivem Sauerstoff, wenn die Körpertemperatur aufgrund übermäßiger Anspannung im Sympathikus absinkt.

Es gibt noch einen weiteren Faktor, der dafür sorgt, dass niedrige Körpertemperatur zur Vermehrung von aktivem

Sauerstoff führt: mangelnde Enzymaktivität bei niedriger Körpertemperatur. Bei niedriger Körpertemperatur funktionieren die Enzyme nur schlecht. Zur Beseitigung größerer Mengen von aktivem Sauerstoff stehen im menschlichen Körper die Enzyme Superoxid-Dismutase (SOD) und Katalase bereit. Wenn diese beiden Enzyme richtig wirken können, kommt es nicht zum Ausbruch von Krankheiten, weil sie dann geringe Überschüsse an aktivem Sauerstoff vollständig auflösen können.

Durch die niedrige Körpertemperatur verschlechtert sich jedoch die Leistungsfähigkeit dieser antioxidativen Enzyme. Folglich kommt es bei Menschen mit niedriger Körpertemperatur zu einem Zustand, in dem aktiver Sauerstoff im Körper zunimmt und sich außerdem die Aktivität der antioxidativen Enzyme abschwächt.

Kreislaufstörungen und nachlassende Enzymaktivität sind die schlimmste Kombination für die Gesundheit, und zwar deshalb, weil in diesem Zustand alle Körperfunktionen nachlassen. Das führt nicht nur dazu, dass es leichter zum Ausbruch von Krankheiten kommt, sondern dies hat auch Fehlfunktionen des Immunsystems und eine Verschlechterung des Stoffwechsels zur Folge. Deshalb kann man Oxidation auch mit Alterung gleichsetzen.

Eine niedrige Körpertemperatur bringt dem Körper nichts, aber auch gar nichts Gutes.

Kapitel IV

Richtige Lebensgewohnheiten zur Verhinderung einer niedrigen Körpertemperatur

Der ideale Tagesablauf
zur Erhöhung der Körpertemperatur

Nachdem ich sowohl den Mechanismus der Entstehung von Krankheiten durch niedrige Körpertemperatur als auch den Mechanismus der gesundheitsfördernden Wirkungen von hoher Körpertemperatur erklärt habe, möchte ich im Folgenden erläutern, wie eine ideale Lebensweise zur dauerhaften Bewahrung der richtigen Körpertemperatur aussehen könnte. Zunächst möchte ich Ihnen einen in meinen Augen idealen Tagesablauf vorstellen:

Mein idealer Tag

5 Uhr	Aufstehen
	zuerst Stretching und Muskeltraining; dann
	im Freien Walking oder Jogging (30 Minuten)
6 Uhr	Frühstück
8 Uhr	Beginn der Arbeit
12 Uhr	Mittagessen
	anschließend 15–20 Minuten Mittagsruhe
13 Uhr	Arbeit
17 Uhr	Feierabend
18 Uhr	Abendessen
21 Uhr	Muskeltraining und Bad
22 Uhr	Bettruhe

Für moderne Menschen, die meist von morgens früh bis abends spät beschäftigt sind, dürfte das ein Zeitplan sein, der im Alltag nur schwer umzusetzen ist. Ich selbst möchte auch gern so leben, aber in Wirklichkeit fällt mir selbst das ziemlich schwer. Je nach den Lebensumständen ist es im Alltagsleben nicht möglich, sich immer so zu verhalten, wie es für unsere Gesundheit optimal wäre. Manchmal kommen wir einfach nicht umhin, Dinge zu tun, die für die Gesundheit ungünstig sind, auch wenn wir uns dessen bewusst sind. Trotzdem ist es für uns von großem Nutzen zu wissen, was für den Körper gut ist und was nicht. Denn dann können wir auch etwas unternehmen, um ein möglichst gesundes Leben zu führen.

Dieser Tagesablauf ist natürlich ein Ideal, aber ich möchte Ihnen ausführlicher erklären, warum ein solcher Zeitplan gut für die Gesundheit ist, und gleichzeitig auf verschiedene Punkte eingehen, die dabei zu berücksichtigen sind.

Nach dem Aufwachen nicht wieder schlafen

Schlaf ist für die Bewahrung der Gesundheit sehr wichtig. Zum Thema Schlaf gibt es eine Fülle von wissenschaftlichen Untersuchungen und praktischen Daten, die allesamt zu dem Schluss kommen, dass zur Bewahrung der Gesundheit mindestens sieben Stunden Schlaf notwendig sind.

Bekanntlich wechseln sich im Schlaf des Menschen REM-Phasen und Non-REM-Phasen ab. Der Zyklus, den es braucht, um von einer Non-REM-Phase zu einer REM-Phase und dann wieder zu einer Non-REM-Phase zu wechseln, dauert etwa 90 Minuten. Weil das natürliche Erwachen sich nach diesem Zyklus richtet, kann man es als ideal bezeichnen, zwischen 7 und 8 Stunden (also fünfmal einen Zyklus) zu schlafen und morgens natürlich aufzuwachen, ohne einen Wecker zu benutzen.

Für Leute, die einen Wecker benötigen, sind 7 ½ Stunden Schlaf ideal. Wenn man den 90-Minuten-Zyklus berücksichtigt, wird man relativ erfrischt aufwachen, wenn man den Wecker auf einen Zeitpunkt zwischen 4 ½ oder 6 oder 7 ½ Stunden nach dem Einschlafen einstellt. Weil eine Verbindung zwischen einer geregelten Lebensführung und dem vegetativen Gleichgewicht besteht, ist es ideal, täglich zwischen 7 und 8 Stunden Schlaf zu haben. Wer sich aber auf keinen Fall über 7 Stunden Schlaf leisten kann, sollte dann dafür sorgen, an freien Tagen wie Samstag oder Sonntag genügend Schlaf zu bekommen. An solchen Tagen sollte man auf den Wecker verzichten und so lange schlafen, wie man mag. Wenn der Körper es verlangt, ist es in Ordnung, auch 9 oder 10 Stunden zu schlafen.

Nachdem man erst einmal auf natürliche Weise aufgewacht ist, sollte man allerdings darauf verzichten, sich anschließend einfach wieder ins Bett zu legen und noch mal einzuschlafen. Zum zweiten Mal zu schlafen ist ungesund. Allen, denen es nicht möglich ist, ausreichend lange an einem Stück zu schlafen, möchte ich empfehlen, nicht zum zweiten Mal hintereinander zu schlafen, sondern einen Mittagsschlaf zu machen.

In südeuropäischen Ländern wie Spanien und Portugal ist es zur Gewohnheit geworden, eine Siesta zu halten. Weil der Parasympathikus, der nach Mahlzeiten dominant wird, durch Schlaf nach dem Mittagessen angeregt wird, ist das auch für alle Menschen, deren Sympathikus wegen ihres harten Lebens übermäßig angespannt ist, eine gute Gesundheitsmethode.

Nicht bei elektrischem Licht schlafen

Beim Schlafen sollte man auf keinen Fall das Licht brennen lassen. Unter meinen Patienten ist ein Mann, der schon mit Mitte vierzig einen Herzinfarkt hatte. Das mag daran gelegen haben, dass er als Buchhalter früher in seinem Beruf sehr gestresst war. Er hatte die Gewohnheit, in der Nacht die Beleuchtung im Schlafzimmer nicht auszuschalten, vielleicht weil er nicht aus dem Bett kam, wenn er im Dunkeln schlief.

Weil das für den Körper, aber vor allem für das Gehirn sehr schlecht ist, möchte ich Ihnen dringend davon abraten. Das menschliche Gehirn reagiert über die an der hinteren Innenseite des Auges befindliche Netzhaut empfindlich auf Licht, auch wenn die Augen geschlossen sind. Doch erst wenn die Netzhaut kein Licht mehr registriert, sondert die Hypophyse im Gehirn das Hormon Melatonin ab, das für guten Schlaf sorgt. Weil die Netzhaut aber Licht registriert, wenn man in einem Raum mit Beleuchtung schläft, wird kein Melatonin mehr ausgeschieden. Dadurch verschlechtert sich die Qualität des Schlafs deutlich, was auch erheblichen Stress für den Organismus mit sich bringt.

Bekanntlich hat Melatonin die wichtige Funktion, den inneren Rhythmus zu regeln, indem es dem Körper mitteilt, ob jetzt Tag ist und wir aktiv sein sollten oder ob jetzt Nacht ist und wir ruhen sollten. Zusätzlich hat dieses Hormon noch eine weitere wesentliche Aufgabe: die antioxidative Funktion für Gehirn und Sperma. Einfach gesagt sorgt guter Schlaf dafür, dass das Gehirn nicht »rostet« und die Qualität des männlichen Spermas nicht beeinträchtigt wird.

Es dürfte wohl zwei Gründe gegeben haben, warum der bei Licht schlafende Buchhalter schließlich einen Herzinfarkt bekam: Zum einen war es der direkte Einfluss von Stress, weil sich dadurch auch die Qualität seines Schlafs verschlechtert hatte; zum andern waren es wahrscheinlich die durch Melatoninmangel verursachten Oxidationsvorgänge im Gehirn. Da die Netzhaut auch auf ganz schwaches Licht reagiert, ist es wichtig, nachts in völliger Dunkelheit zu schlafen. Es gibt Eltern von Kleinkindern, die eine kleine Lampe brennen lassen, weil die Kleinen im

Dunkeln Angst haben. Doch da auch bei noch so schwacher Beleuchtung die Melatoninsekretion unterdrückt wird, sollte man das Licht ausschalten, sobald die Kinder eingeschlafen sind.

Ich frage mich besorgt, ob die in jüngster Zeit zu beobachtende nachlassende Spermaaktivität bei jungen Männern nicht zum Teil darauf zurückzuführen ist, dass die Schlafqualität sich durch den vielfach ungeregelten Lebenswandel verschlechtert hat. Die Verbesserung der Schlafqualität ist wichtig, um sowohl die eigene Gesundheit zu erhalten, als auch um für das Leben künftiger Generationen vorzusorgen.

Am besten für die menschliche Gesundheit ist eine Lebensweise, bei der man im Einklang mit dem vegetativen Rhythmus bei Tag aktiv ist und bei Nacht gut schläft. Allerdings gibt es auch Menschen, die aufgrund ihrer besonderen Arbeitsbedingungen unbedingt tagsüber schlafen müssen. Diesen Personen empfehle ich, Fenster und Läden zu schließen und zusätzlich noch Vorhänge zur Verdunkelung zu benutzen, um es im Zimmer möglichst dunkel zu haben. Wenn trotzdem Licht eindringt, sollten sie zum Schlafen eine Augenmaske tragen und mit allen Mitteln verhindern, dass Licht auf die Netzhaut trifft.

Außerdem sollte man beim Schlafen unbedingt darauf achten, dass man sich ordentlich hinlegt. Unter vielbeschäftigten Menschen trifft man manchmal Leute, die Fahrzeiten im Auto, Zug oder Flugzeug zum Schlafen nutzen. Doch wenn man sich beim Schlafen nicht ordentlich hinlegt, kann das auf längere Sicht ernsthafte Krankheiten verursachen. Denn der Schlaf hat nicht nur den Zweck, das Gehirn ruhen zu lassen, sondern auch die wichtige Aufgabe, den Körper von der Schwerkraft zu entlasten.

Wir Menschen sind tagsüber, ob wir nun stehen oder sitzen, ständig der Schwerkraft ausgesetzt. Deshalb ist vor allem die Wirbelsäule, die Hauptstütze des Körpers, ziemlich großen Belastungen unterworfen. Der Schlaf ist unter anderem auch die Zeit, in der diese Belastung der Knochen weitgehend aufgehoben ist. Die Knochen haben jedoch nicht nur die Aufgabe, den Körper zu stützen. Im Knochenmark im Inneren des Knochens wird Blut gebildet. Wenn man über einen längeren Zeitraum nicht ausreichend in ordentlicher Körperhaltung schläft, kann der dadurch verursachte Stress dazu führen, dass das Knochenmark krank wird.

Die meisten Menschen, bei denen es zu Erkrankungen des Knochenmarks unbekannten Ursprungs kommt – wie akute und chronische Leukämie oder Anämie –, sind von chronischem Schlafmangel betroffen. Auch in Japan leiden zahlreiche Sänger und Bühnenkünstler unter Leukämie. Das dürfte vor allem damit zusammenhängen, dass sie mit ständigem Schlafmangel zu kämpfen haben, weil ihr Terminplan so ausgefüllt ist. Eine weitere wichtige Funktion des Knochenmarks neben der Blutbildung ist die Produktion von Immunsubstanzen. So erkältet man sich bei Schlafmangel leichter, weil dann das Immunsystem geschwächt ist.

Schlafmittel verschlimmern Schlafstörungen

Eine niedrige Körpertemperatur verschlechtert die Qualität des Schlafes. Deshalb gibt es unter Menschen mit niedriger Körpertemperatur viele, die über Schlafstörungen zu klagen haben. Allerdings sind verschiedene Typen von Schlafstörungen zu unterscheiden: Erstens Schwierigkeiten beim Einschlafen, wenn man keinen Schlaf finden kann, nachdem man ins Bett gegangen ist; zweitens Störungen des Durchschlafens, wenn man während der Nacht mehrmals aufwacht, obwohl man recht gut eingeschlafen ist und keinen Harndrang hat; und drittens vorzeitiges Erwachen schon früh am Morgen, wie es bei älteren Menschen häufig vorkommt.

Schlafstörungen werden hauptsächlich durch übermäßige Anspannung des vegetativen Nervensystems verursacht. Die Symptome sind jedoch beim sympathischen Typ und beim parasympathischen Typ verschieden. Bei Personen mit übermäßiger Spannung im Sympathikus kommt es eher zu Durchschlafstörungen und vorzeitigem Erwachen. Ursprünglich dominiert beim Schlafen der Parasympathikus. Deshalb kann man keinen tiefen Schlaf finden, wenn der Sympathikus übermäßig angespannt ist, und man wacht dann wegen jeder Kleinigkeit auf.

Als Grund für solche Schlafstörungen sind außer Überarbeitung oder psychischem Stress übermäßige Spannung im Sympathikus durch Medikamente zu nennen. Dabei möchte ich Ihre Aufmerksamkeit vor allem auf den dadurch verursachten Stress lenken.

Viele Leute bitten ihren Arzt, ihnen ein Schlafmittel zu verschreiben, wenn sie unter Durchschlafstörungen und vorzeitigem Erwachen leiden und ruhig schlafen möchten, aber das bringt mitnichten die erwünschte Wirkung. Bei Menschen, die unter Diabetes oder Bluthochdruck leiden und regelmäßig Medikamente einnehmen, kommt es leicht zu solchen medikamentös bedingten Schlafstörungen. Bei ihnen sind Schlafmittel anfangs zwar wirksam, aber weil sie auf lange Sicht den Sympathikus reizen, verschlimmert die regelmäßige Einnahme solcher Mittel letztlich die Schlafstörungen.

Zu den an erster Stelle genannten Einschlafstörungen kommt es, wenn der Parasympathikus unter übermäßiger Spannung steht. Dafür gibt es zwei Gründe: zum einen Bewegungsmangel, zum anderen zu langer Mittagsschlaf.

Was sollen wir tun? Bei Personen mit Störungen beim Einschlafen ist das relativ einfach: Erstens sollte man sich tagsüber ausreichend bewegen, und zweitens auf den Mittagsschlaf verzichten, auch wenn man schläfrig ist. Personen, die unbedingt schlafen wollen, können einen Mittagsschlaf machen, aber sie sollten sich nicht lange hinlegen, sondern den Mittagsschlaf auf ein Nickerchen von rund 15 Minuten beschränken. Wenn man auf diese beiden Punkte achtet, verschwinden die meisten Einschlafstörungen.

Die Körpertemperatur erhöhen,
um tief zu schlafen

Die beste Methode, um durch übermäßige Anspannung des Sympathikus verursachte Schlafstörungen zu verbessern, besteht darin, den Stress zu beseitigen, doch dazu bedarf es einer ziemlich radikalen Umstellung der Lebensweise. Wenn die Störungen durch Medikamente verursacht sind, ist es außerdem fast unmöglich, die Medikamente für bestimmte Krankheiten abzusetzen. Weil das schwer zu verwirklichen ist, braucht es etwas Zeit, um die durch übermäßige Anspannung des Sympathikus verursachten Schlafstörungen zu bessern. Dazu muss man den Parasympathikus nach und nach stärken, indem man den Parasympathikus in geeigneter Weise reizt. Als konkrete Methode möchte ich empfehlen, den Parasympathikus durch leichtes Stretching, Atemübungen oder Joga zu stimulieren, vor dem Schlafengehen außerdem gemütlich zu baden und ins Bett zu gehen, nachdem man die Körpertemperatur erhöht hat.

Für Menschen, die von übermäßiger Anspannung des Sympathikus betroffen sind, ist es ferner wichtig, die tatsächliche Schlafenszeit zu verlängern. Weil im Schlaf der Parasympathikus dominiert, lassen sich durch längeren Schlaf übermäßige Spannungen im Sympathikus lindern.

Weil der Körper bei höherer Temperatur leichter in den Schlaf findet, ist ein Bad vor dem Schlafengehen für beide

Typen von Schlafstörungen zu empfehlen. Eine weitere gute Methode, den Körper zu erwärmen, ist es, warmes (abgekochtes) Wasser zu trinken. Es gibt auch Leute, denen man in der Kindheit warme Milch zu trinken gab, wenn sie nicht schlafen konnten. Es ist aber nicht gesund, unmittelbar vor dem Schlafen etwas Kalorienhaltiges zu sich zu nehmen. Auch wenn die Wirkung für die Erwärmung des Körpers von innen her dieselbe ist, möchte ich empfehlen, warmes Wasser zu trinken, da dies das Verdauungssystem nicht belastet.

Schlafstörungen, seien sie nun vom sympathischen oder vom parasympathischen Typus, lassen sich grundsätzlich nicht heilen, solange man sich auf Schlafmittel verlässt. Selbst unter gesunden Menschen nimmt im Alter die Zahl derer zu, die morgens in der Frühe aufwachen, was dadurch verursacht wird, dass die Melatoninproduktion mit zunehmendem Alter abnimmt.

Melatonin ist ein unbedenkliches Präparat, das man sein ganzes Leben lang nehmen kann, ohne irgendwelche Schäden befürchten zu müssen. Die einzige Ausnahme sind Frauen in gebärfähigem Alter, bei denen – wie verschiedentlich berichtet wurde – als Nebenwirkung der Eisprung erschwert werden kann. In den USA verschreibt man bei Schlafstörungen keine Medikamente, sondern das Nahrungsergänzungsmittel Melatonin, das auch in Europa im Internethandel erhältlich ist. In den USA kann man Melatonin in jedem Drugstore kaufen, und da es außerdem preisgünstig ist, nehme ich es selbst auch, wenn ich nach langen Flugreisen unter Jetlag leide. Deshalb möchte ich allen, die längere Flugreisen machen, empfehlen, einmal Melatonin auszuprobieren.

Nicht essen, um den Jetlag zu verhindern

Unter den Menschen, die normalerweise gut schlafen, scheint es besonders viele zu geben, die wegen Jetlag nach Langstreckenflügen Probleme haben. Zu Jetlag kommt es, weil bei Reisen über große Entfernungen es in kurzer Zeit zwischen dem inneren Rhythmus des Körpers und dem Tag-und-Nacht-Rhythmus zu Verschiebungen kommt.

Auch ich mache häufig längere Flugreisen und leide dabei unter der Zeitverschiebung. Nach solchen Flügen nehme ich Melatonin ein, um den inneren Rhythmus zu regulieren.

In jüngster Zeit ist ein interessanter Artikel veröffentlicht worden, in dem ausgeführt wird, dass es nicht zu Jetlag kommt, wenn man lediglich auf eine bestimmte Sache, nämlich das Essen, verzichtet und keine besonderen Präparate einzunehmen braucht. Es handelt sich um einen Aufsatz über das Thema »Schlafbedürfnis und Essbedürfnis«, den eine Forschergruppe an der Harvard-Universität veröffentlichte. Die Forscher kommen zu dem Schluss, dass das Bedürfnis zu essen über das Bedürfnis zu schlafen

»siegt«, wenn man 14 Stunden lang keine Nahrung zu sich nimmt. Nimmt man dann zu dem Zeitpunkt, wo das Essbedürfnis bereits »gewonnen« hat, eine Mahlzeit zu sich, wird die innere Uhr automatisch wieder richtig eingestellt. Wenn man sich dieses Phänomen richtig zunutze macht, kann man mit der Zeitverschiebung nach langen Flügen leichter fertig werden.

Was dabei konkret zu tun ist, möchte ich an einem Beispiel erklären: Die reine Flugzeit beim Direktflug von Japan in die USA dauert etwa 11 Stunden. Während dieses Fluges sollte man auf keinen Fall etwas essen. Dabei spielt es keine Rolle, ob man in dieser Zeit schläft oder wach bleibt, solange man nur keine Nahrung zu sich nimmt. Um 14 Stunden nüchtern zu bleiben, bedarf es einer gewissen Disziplin, doch wenn man Jetlag verhindern möchte, darf man im Flugzeug einfach nichts essen. Natürlich sollte man auch keinen Alkohol trinken, aber nicht vergessen, stattdessen ausreichend Wasser zu trinken.

Wenn man dann aber nach der Ankunft in den USA, also mehr oder weniger genau 14 Stunden nach dem Abflug aus Japan, etwas isst, kommt es nicht zum Jetlag, weil der »Schlafschalter« zurückgestellt wurde.

Um nach der Ankunft gleich etwas essen zu können, ist es ideal, vormittags am Zielort anzukommen. Falls man jedoch erst abends spät ankommt, sollte man besser mit leerem Magen schlafen gehen, weil es für den Körper Gift ist, sich gleich nach einer Mahlzeit ins Bett zu legen. Wenn man dann am nächsten Morgen frühstückt, entgeht man dem Jetlag, weil so die zweite innere Uhr zurückgestellt wird. Das mag zwar etwas hart sein, aber betrachten Sie es einfach als eine Art Kurzfasten, und probieren Sie es einfach einmal aus. Außerdem ist das eine gute Gelegenheit, um dem Verdauungssystem einmal Ruhe zu gönnen.

Abends um zehn schlafen gehen, morgens um fünf aufstehen

Im »idealen Tagesablauf« zu Beginn dieses Kapitels habe ich 5 Uhr morgens als Zeit zum Aufstehen angegeben, denn diese Zeit markiert den Wendepunkt, an dem der Körper von der Dominanz des Parasympathikus auf den Sympathikus umschaltet.

Der innere Rhythmus des Menschen entwickelte sich im Lauf der langen Menschheitsgeschichte. Für das alltägliche Leben des Menschen von besonderer Bedeutung ist der sogenannte zirkadiane Rhythmus von etwa 24 Stunden, welcher den Rotationsbewegungen der Erde angepasst ist. Diesen Rhythmus kann man als eine Art Instinkt bezeichnen, der in erster Linie durch die Drehungen der Erde um die eigene Achse und um die Sonne »programmiert« ist. Vermutlich ist dieser Zyklus in Zusammenhang mit der Gewohnheit entstanden, aufzustehen und aktiv zu werden, wenn die Morgensonne aufgeht, und den Körper ruhen zu lassen und auf den nächsten Tag vorzubereiten, wenn die Sonne untergeht. Auf diese Weise führte die Menschheit über viele Millionen Jahre ein Leben, das sich nach dem Lauf der Sonne richtete. Dagegen ist es noch keine 200 Jahre her, dass der Mensch die moderne Lebenswelt mit nächtlicher Beleuchtung geschaffen hat. Deshalb ist kaum zu erwarten, dass der innere Rhythmus diesen Veränderungen in einem so kurzen Zeitraum folgen kann.

In jüngster Zeit konnte die Forschung nachweisen, dass die innere Uhr tatsächlich existiert. Sie steuert den endogenen Rhythmus, nach dem sich auch die Sekretion des Hormons Melatonin richtet. Wie man festgestellt hat, wird die Melatoninproduktion (und damit auch der Nachtschlaf) verbessert, wenn man sich tagsüber dem Sonnenlicht aussetzt. Deshalb ist es für uns so wichtig, jeden Morgen ins Freie zu gehen und Sonnenlicht zu »tanken«, um die innere Uhr richtig einzustellen und dafür zu sorgen, dass der Schlaf-Wach-Rhythmus und der endogene Rhythmus nicht gestört werden.

Wenn man dagegen ein Leben führt, bei dem man bis zwei oder drei Uhr nachts das Licht brennen lässt und arbeitet, hat das zwangsläufig zur Folge, dass der innere Rhythmus gestört wird. Viele Menschen meinen zu Unrecht, es sei kein Problem, die Nacht zum Tag zu machen, wenn man nur genügend Schlaf bekomme. Wenn man aber tatsächlich die Menschen mit »umgekehrter« Lebensweise, die nachts arbeiten und tagsüber (ausreichend) schlafen, mit solchen Menschen vergleicht, die tagsüber ar-

beiten und nachts schlafen, so haben Untersuchungen ergeben, dass die Zahl der Krebserkrankungen bei der ersten
Gruppe um 30 Prozent höher ist.

Wenn man es sich zur Regel macht, über 7 Stunden lang
zu schlafen und um 5 Uhr aufzustehen, ergibt sich die Zeit
zum Schlafengehen von selbst. Auf die in meinem »idealen
Tagesablauf« vorgegebene Schlafenszeit um 22 Uhr kommt
man, indem man einfach von der Zeit zum Aufstehen um
5 Uhr morgens 7 Stunden zurückrechnet. Bei Berücksichtigung des Schlafzyklus von 90 Minuten, wäre es in Wahrheit noch besser, um 21 Uhr 30 zur Ruhe zu gehen. Weil
man aber nach dem Abendessen bis zum Schlafengehen
4 Stunden warten sollte, habe ich die Schlafenszeit auf
22 Uhr gelegt.

Häufig hört man, dass man *vor* dem Tageswechsel, also
bis 24 Uhr, zu Bett gehen sollte. Ein Blick in die einschlägi-
ge medizinische Fachliteratur zeigt jedoch, dass fast alle
Daten dafür sprechen, sich spätestens bis 23 Uhr schlafen
zu legen. Weil der innere Rhythmus und die Kontrolle
durch das vegetative Nervensystem zusammenwirken, ist
es ideal, wenn wir regelmäßig jeden Tag zur gleichen Zeit
aufstehen und zu Bett gehen. Die Umkehrung des Tag-
und-Nacht-Rhythmus ist ungesund, aber weil eine ungeregelte Lebensweise den natürlichen Rhythmus ebenso stört,
ist sie nicht minder schädlich.

Nach meiner Erfahrung scheint es vor allem für ältere
Menschen und kleine Kinder schwierig zu sein, jeden Tag
zur gleichen Zeit aufzustehen und zu Bett zu gehen. Auch

bei mir kommt es häufig vor, dass ich bis spät in die Nacht aufbleibe, wenn ich zum Beispiel dringende Arbeiten zu erledigen habe oder mit Freunden ausgehe. Als Lösung dieses Problems möchte ich vorschlagen, die Zeit zum Aufstehen festzulegen. Auch wenn dann die Schlafenszeit manchmal zu kurz sein sollte, kann man das ausgleichen, indem man an freien Tagen den Wecker ausgeschaltet lässt und länger schläft.

Auf jeden Fall sollte man werktags um 5 Uhr aufstehen und Frühsport treiben. Anfangs mag das zwar hart sein und Disziplin erfordern, aber wenn man es sich zur Gewohnheit macht, wird man tatsächlich merken, wie sich die körperliche Verfassung verbessert, weil dadurch der innere Rhythmus reguliert wird. Ich selbst kann mich erinnern, wie gut ich mich fühlte, als ich in New York wohnte und wie alle in meiner Umgebung wohnenden Manager ebenfalls um 5 Uhr aufstand, meinen Frühsport machte und anschließend zur Arbeit ging.

Natürlich ist es ideal, jeden Tag sowohl genug zu schlafen als auch um 5 Uhr aufzustehen, aber man sollte zuerst einen Ausgangspunkt für einen geregelten Tagesablauf schaffen. Weil man ferner abends von selbst schneller müde wird, wenn man jeden Morgen um 5 Uhr aufsteht, kommt man so dem natürlichen Rhythmus nahe, der vom Ursprung an im menschlichen Organismus angelegt ist.

Das beste Getränk ist warmes, abgekochtes Wasser

Morgens nach dem Aufstehen trinke ich zuerst einen halben Liter Wasser. Denn während des Schlafs verliert der Körper durch Schwitzen eine Menge Wasser. Weil man außerdem nach dem Aufwachen beim Urinieren Wasser zusammen mit Abfallstoffen ausscheidet, ist es notwendig, ausreichend Wasser aufzunehmen. Unser Körper braucht mehr Wasser von guter Qualität, als wir gewöhnlich meinen. Deshalb sollten Sie täglich mindestens 1,5 bis 2 Liter trinken.

Allerdings sollten Sie darauf achten, auch im Sommer kein kaltes Wasser zu trinken. Denn wenn Sie etwas Kaltes trinken, kühlt der Körper plötzlich ab. Weil die Körpertemperatur am Morgen am niedrigsten ist, sinkt die Körpertemperatur noch mehr, wenn man zu diesem Zeitpunkt kaltes Wasser zuführt. Deshalb sollten Sie vor allem am Morgen, aber auch tagsüber Wasser mit normaler Temperatur trinken.

Wie wichtig es ist, den Körper von innen zu erwärmen, habe ich selbst vor etwa zehn Jahren deutlich erfahren, als ich in den USA als Notfallarzt gearbeitet habe. An einem kalten, verschneiten Wintertag wurde damals ein bewusstloser Patient in die Notfallambulanz eingeliefert. Die Messung ergab, dass seine Körpertemperatur lediglich 34,8 Grad betrug. Bei einer so niedrigen Temperatur befand sich der Patient in einem lebensgefährlichen Zustand. Meine Kollegen beurteilten seinen Zustand gar als hoffnungslos. Da aber sein Herz noch schlug, wollte ich nicht so schnell aufgeben und beschloss, etwas zu versuchen, um den Körper von innen her zu erwärmen.

Manchmal kann man in Filmszenen sehen, wie Menschen, die im Winter in den Bergen verunglückten und in der Kälte ausgekühlt und bewusstlos wurden, wieder aufgewärmt werden. Tatsächlich gibt es aber bei Körpertemperaturen unter 35 Grad kaum Hoffnung auf Rettung durch Wärmezufuhr von außen. Wenn die Körpertemperatur plötzlich abfällt und man von außen Wärme zuführt, kommt es ferner häufig zu einer lebensgefährlichen Embolie.

Ich versuchte nun, den Körper allmählich von innen her zu erwärmen, indem ich wie bei einer Magenspülung eine Sonde durch die Nase einführte und warme physiologische Kochsalzlösung in den Magen fließen ließ. Damals gab es in Japan lediglich sieben oder acht Berichte von Fällen, in denen Menschen in einem solchen Zustand gerettet werden konnten. Jedenfalls führte ich die Therapie fort, ohne mir allzu große Hoffnungen zu machen.

Am zweiten Tag der Behandlung setzte sich der Patient plötzlich im Bett auf. Das war der Moment, in dem mir aufs Neue bewusst wurde, wie wichtig es ist, den Körper von innen her zu erwärmen. In diesem Fall wäre der Patient wohl kaum gerettet worden, wenn man ihn von außen erwärmt hätte. Vielleicht halten Sie dies für einen ganz speziellen Fall, doch das stimmt nicht. Den Körper ständig von innen zu erwärmen ist wichtig, um seine ursprüngliche Vitalität zu erhalten.

Deshalb rate ich Ihnen, stets darauf zu achten, dass Sie kalte Getränke meiden und nur Warmes trinken. Dabei möchte ich Ihnen vor allem warmes, abgekochtes Wasser empfehlen. Warmes Wasser ohne Verunreinigungen ist für den Körper besser verträglich als kaltes Wasser.

Es gibt natürlich Menschen, die jeden Morgen ihren Kaffee trinken müssen. Koffeinhaltige Getränke wie Kaffee oder Tee führen dem Körper aber kein Wasser zu, auch wenn es so scheinen mag, sondern sie entziehen ihm letztlich Wasser. Natürlich dürfen Sie auch Kaffee trinken, aber bevor Sie das tun, sollten Sie den Organismus zuerst in ausreichender Menge mit gutem Wasser versorgen.

Jeden Morgen 30 Minuten spazieren gehen

Nachdem man morgens nach dem Aufstehen Wasser getrunken hat, ist es empfehlenswert, sich vor dem Frühstück ordentlich zu bewegen. Leichte aerobe Bewegung von etwa 30-minütiger Dauer wie Jogging oder Walking ist dabei ausreichend. Diese Art von »Frühsport« sollte man sich zur Gewohnheit machen. Auch wenn es regnet oder windet, sollten Sie jeden Morgen möglichst 30 Minuten im Freien gehen.

Der Morgen ist die Tageszeit, wo die Körpertemperatur am niedrigsten ist. Wenn man zu dieser Zeit 30 Minuten Walking oder Jogging macht, steigt die Temperatur im Allgemeinen um 0,7–1,0 Grad an, wobei es natürlich individuelle Unterschiede gibt. Wenn man auf diese Weise gleichzeitig den Sympathikus aktiviert und die Temperatur des abgekühlten Körpers erhöht, wird man den ganzen Tag in guter Verfassung verbringen. Weil man außerdem bei 30-minütiger Bewegung jeden Tag etwa 8 g Körperfett verbrennt, ist das auch für die Gewichtskontrolle von Nutzen.

Wenn Personen, die abnehmen wollen, vor dem Frühsport für etwa 3–5 Minuten ein anaerobes Muskeltraining praktizieren, ist das noch effektiver. Diese Art des Muskeltrainings braucht nicht jeden Tag ausgeübt zu werden, denn die Wirkung ist ausreichend, wenn man es alle drei Tage einmal macht. Welche Art von Muskeltraining man dabei praktiziert, spielt keine Rolle: ob Situps (Bauchmuskeltraining), Liegestütze oder Kniebeugen – das sollten Sie Ihrer körperlichen Verfassung anpassen. Auch ein kurzer 20-m-Sprint vor dem Walking hat positive Wirkungen.

Vor dem eigentlichen Muskeltraining sollten Sie allerdings ordentlich Stretching machen. Um die Nervenbahnen zu trainieren, empfiehlt sich beim Muskeltraining der Einsatz aller Körperkräfte. Doch da der Körper morgens noch ziemlich steif ist, ist es ratsam, zuerst die Beweglichkeit der Gelenke durch Stretching zu verbessern, um Verletzungen zu vermeiden.

Als Stretchingübungen möchte ich empfehlen, die Sehnen zu dehnen und die Gelenke durch Rotationsbewegungen zu lockern. So macht zum Beispiel auch der japanische Baseballstar Ichirō, der in der amerikanischen *Major League* aktiv ist, bei kurzen Spielunterbrechungen regelmäßig verschiedene Stretchingübungen, um vor allem die Beweglichkeit seiner Gelenke zu verbessern. Das dürfte auch einer der Gründe dafür sein, dass er so selten unter Verletzungen zu leiden hat. Weil Walking eine Art von Spaziergang ist, setzen sich die meisten Leute ohne Aufwärmen in Bewegung. Deshalb machen Sie vor diesem Frühsport auf jeden Fall Stretching.

Beim Gehen sollten Sie bewusst den Rücken strecken, den After anziehen und mit flottem, rhythmischem Schritt losmarschieren. Langsames Gehen hat nur den halben Effekt. Tatsächlich ist es besonders wichtig, beim Gehen die Aufmerksamkeit auf den After zu richten. Von einem gewissen Alter an lässt bei Männern und Frauen die Kraft des Schließmuskels nach. Muskelschwäche in diesem Bereich kann jedoch dazu führen, dass aus dem Darm zusammen mit Gas auch Kot entweicht und die Betroffenen (vor allem Frauen) dann unter Inkontinenz leiden.

Weil das bewusste Anziehen des Afters ein gutes Training für den Schließmuskel ist, kann man allein durch regelmäßiges morgendliches Walking erreichen, dass sich Inkontinenz deutlich bessert. Auch junge Leute sollten den Aftermuskel trainieren, denn zusätzlich stärkt dies die Pomuskeln und strafft den ganzen Hüftbereich.

»Rücken strecken und Po- und Bauchmuskeln anziehen« – so hieß es früher im Allgemeinen, wenn es darum ging, sich eine gute Haltung anzugewöhnen. Als Kind habe ich auf Wunsch meines Vaters das Go-Spiel gelernt. In der Go-Schule wurde streng darauf geachtet, dass die Schüler beim Spielen mit aufgerichtetem Rücken in ordentlicher Haltung saßen. Das galt in Japan nicht nur für das Go-Spiel, sondern natürlich auch für traditionelle Künste wie die Teezeremonie und das Ikebana, und in alter Zeit sogar für alltägliche Tätigkeiten wie Schreiben, Lesen und Essen. Viele ältere Leute dürften die Erfahrung gemacht haben, dass sie in der Kindheit von ihren Eltern gescholten wurden, wenn ihre Haltung nachlässig war. In der Kindheit war ihnen das verhasst, aber heute wissen sie, wie wichtig eine gute Haltung ist, und sie sind ihren Eltern für ihre strenge Erziehung dankbar.

In jüngster Zeit scheinen die Kinder nicht mehr zu einer guten Haltung erzogen zu werden. Deshalb hat die Zahl der Kinder mit Haltungsschäden und Problemen an der Wirbelsäule zugenommen. Beim Thema »Schlaf« habe ich bereits erklärt, dass das Knochenmark in der Wirbelsäule auch die wichtige Aufgabe hat, Blut und Immunstoffe zu bilden. Deshalb sollten Sie sich bewusst machen, dass eine gute Haltung nicht nur den Körper, sondern auch die Gesundheit im Ganzen stützt.

Der Nutzen der guten Haltung

Von einer guten Haltung profitiert nicht nur der Körper, sondern auch die Psyche des Menschen. Wenn wir den Rücken strecken, werden wir von selbst innerlich aufgerichtet und können so den Anforderungen des Daseins in positiver Haltung entgegentreten. Der Einfluss der guten Haltung auf die Psyche ist äußerst wichtig, um im sozialen Leben seine volle Leistungsfähigkeit entfalten zu können.

Unsere psychische Verfassung ändert sich von Tag zu Tag, und so gibt es für jeden von uns sowohl gute als auch schlechte Phasen. Das gehört einfach zum menschlichen Leben und ist in gewissem Maße unvermeidlich. Doch wenn wir in Gesellschaft und Arbeitswelt bestehen wollen, werden uns häufig Leistungen abverlangt, die über das normale Maß hinausgehen. Deshalb sind Spitzenleute stets darum bemüht, ihren Geist in guter Verfassung zu halten.

Das gilt vor allem für Profisportler, die zu diesem Zweck eine sogenannte *Pre-Shot-Routine* entwickeln. So wird zum Beispiel der Tennisspieler vor seinem Aufschlag, der Skispringer vor jedem Sprung oder der Golfer vor seinem Schlag eine entsprechende Vorbereitung durchführen. Nahezu jeder Leistungssportler hat daher sein konstantes und stets wiederholtes eigenes Ritual, das er vor der Ausübung seiner spezifischen Aktion durchläuft. Um Präzision und Effektivität der eigenen *Pre-Shot-Routine* zu erhöhen, wird sie zunächst im normalen Training geübt. Durch die ständige Wiederholung zu jeder Zeit und bei jeder Gelegenheit wird erreicht, dass man beim Wettkampf auch unter erhöhtem Stress und Druck seine volle Leistung abrufen kann, nachdem man dieses Bewegungsritual durchgeführt hat.

Meine Empfehlung, sich morgendliches Walking zur Gewohnheit zu machen, ist natürlich für die körperliche Verfassung von großem Nutzen. Denn wenn Sie das jeden Morgen wiederholen, entwickeln Sie dadurch Ihre eigene *Pre-Shot-Routine*. Unabhängig davon, ob Sie gerade in guter oder schlechter Verfassung sind oder ob Sie zuletzt gute oder unangenehme Erfahrungen gemacht haben, sollten Sie jeden Morgen ihren Geist positiv ausrichten, indem Sie den Rücken aufrichten und in rhythmischem Schritt marschieren.

Wenn wir unangenehme Erfahrungen gemacht haben, lassen wir automatisch die Schultern hängen, beugen uns nach vorn und senken den Blick nach unten. Wenn wir dagegen gute und erfreuliche Erfahrungen machen, richten wir uns auf, unser Brustkorb wölbt sich, und der Blick geht nach oben. Dieser Zusammenhang zwischen äußerer Haltung und innerer Verfassung gilt gleichermaßen für alle Menschen in der ganzen Welt.

Unsere psychische Verfassung wird durch tägliche Ereignisse stark beeinflusst und unterliegt ständig kleineren und größeren Schwankungen, doch unsere äußere Haltung können wir jederzeit bewusst kontrollieren. Niedrige Körpertemperatur wird hauptsächlich durch Stress hervorgerufen, doch das können wir durch konsequente tägliche Bemühung ändern und auf diese Weise unseren Körper gesund und widerstandsfähig gegen Stress machen. Genauso können wir unseren Geist in positive Stimmung versetzen, indem wir eine aufrechte, positive Haltung einnehmen.

Durch tägliches Walking in guter Haltung wird auch unser Geist gestärkt. Sofern Sie sich dabei im Geist klar und bewusst sagen: »Wenn ich auf diese Art und Weise gehe, werde ich diesen Tag in bester Verfassung erleben«, werden Sie noch bessere Ergebnisse erreichen. Machen Sie sich das tägliche Walking-Programm unbedingt zu Ihrer eigenen *Pre-Shot-Routine*.

Jeden Morgen frisch gepressten Apfel-Karotten-Saft trinken

Was das Frühstück nach dem Walking angeht, so haben Sie eine große Auswahl, aber ich möchte Ihnen empfehlen, möglichst frisches Obst und Gemüse zu essen. Doch weil es besonders für männliche Singles meist lästig ist, morgens Obst zu schälen oder Salat zu machen, werden sie das vielleicht nicht lange durchhalten.

Stattdessen schlage ich vor, Obst-Gemüse-Saft zuzubereiten und zu trinken. Dazu können Sie alle Obst- und Gemüsesorten nehmen, die gerade frisch auf dem Markt sind. Da es umso besser ist, je mehr Sorten Sie verwenden, können Sie 15–20 Sorten besorgen und diese unmittelbar vor dem Verzehr zu Saft verarbeiten. Weil das so einfach ist, schafft selbst ein so bequemer Mensch wie ich das jeden Morgen. Auch für Männer, die von Küche keine Ahnung haben, ist das kein Problem.

Nehmen Sie hauptsächlich grüne und gelbe Sorten, waschen Sie die Ware gut, und geben Sie sie ungeschält in den Entsafter. Auch leicht »aggressive« Gemüsesorten wie Spinat können Sie in geringen Mengen roh dazugeben. Sowohl beim Obst als auch beim Gemüse geht nichts über Frische, aber in Zeiten, wo die Preise zu hoch sind oder Sie nicht einkaufen gehen können, weil Sie zu viel zu tun haben, können Sie auch tiefgefrorene Ware verwenden. Am wichtigsten ist, dass Sie sich das zur täglichen Gewohnheit machen.

Allerdings gibt es zwei Sorten, die Sie jeden Tag verwenden sollten: Äpfel und Karotten. Für den Frühstückssaft reichen ein halber Apfel und eine kleine Karotte. Weil Äpfel und Karotten gut zu anderen Gemüsesorten passen, kann man davon auch etwas mehr nehmen. Denn dann schmeckt ihr Saft gut, ganz gleich, was Sie sonst noch dazu verwenden.

Doch Äpfel und Karotten empfehle ich nicht allein wegen des guten Geschmacks. Weil die Kombination von Äpfeln und Karotten entgiftende und immunstärkende Wirkungen hat, hat sie im Bereich des Anti-Aging Beachtung gefunden. In der früheren Bircher-Benner-Klinik in Zürich, in der man schwere Krankheiten mit Ernährungstherapie behandelte, gab es jeden Morgen frischen Apfel-Karotten-Saft zum Frühstück. Auch der berühmte japanische Arzt Dr. Shigeaki Hinohara, der mit 98 Jahren noch voll aktiv ist, folgt schon seit über 30 Jahren der Gewohnheit, jeden Morgen frisch gepressten Saft zu trinken, und bezeichnet dies als den geheimen Schlüssel zu einem langen, gesunden Leben. Zu seinem Saftrezept gehören ebenfalls Äpfel und Karotten.

Die Tatsache, dass diese Kombination das Immunsystem stärkt, hängt wahrscheinlich damit zusammen, dass dadurch die Darmflora reguliert wird. Weil besonders die Dünndarmzellen für das Immunsystem wichtig sind, werden diese Zellen aktiviert, wenn das Gleichgewicht im Darm hergestellt wird; und so wird die Immunkraft gestärkt.

Weil sich bei mir durch übermäßige Energiezufuhr die Verfassung verschlechtert, trinke ich jeden Morgen nicht mehr als 0,2–0,3 Liter von diesem Saft. Wenn Personen, die abnehmen wollen, sich zum Frühstück auf diesen Saft beschränken, ist diese Form von Diät effektiv, weil das Verdauungssystem pausieren kann und die Entgiftungsvorgänge beschleunigt werden.

Personen, die es mit leerem Magen nicht aushalten können, wenn sie nur Saft trinken, können anschließend eine leichte Mahlzeit zu sich nehmen. Beim Frühstück sollten Sie darauf achten, sich genügend Zeit dafür zu nehmen und alles gut zu kauen.

Beim Essen wird eigentlich der Parasympathikus aktiv, aber unter Menschen vom sympathischen Typus gibt es viele, die sich nicht genügend Zeit für ihre Mahlzeiten nehmen. Das hängt häufig auch damit zusammen, dass sie unter Überarbeitung leiden. Manche verspeisen sogar während der Arbeit *onigiri* (Reisbällchen) und sind in fünf Minuten mit der Mahlzeit fertig. Beim Essen sollte man jeden Bissen mindestens 30-mal kauen und sich etwa eine halbe Stunde Zeit für die Mittags- und die Abendmahlzeit nehmen. Gründliches Kauen leistet einen großen Beitrag zur Bewahrung der Gesundheit, denn es entlastet Magen und Darm.

Nach dem Abendessen vier Stunden bis zum Schlafengehen warten

In Japan haben sich die Essgewohnheiten in den letzten 30 Jahren erheblich verändert. Der allgemeine Wohlstand ist einerseits erfreulich, doch andererseits ist zu befürchten, dass das Risiko von Diabetes und dem metabolischem Syndrom (s. Kapitel I)steigt, wenn man täglich morgens, mittags und abends drei volle Mahlzeiten zu sich nimmt. Als eine effektive Methode zur Bewahrung der Gesundheit ist deshalb zu empfehlen, sich einmal täglich, morgens oder abends, bei einer Mahlzeit nur mit Saft zu begnügen. Ich selbst nehme übrigens täglich nur zwei Mahlzeiten zu mir: Morgens gibt es nur Saft und abends relativ früh ein normales Abendessen.

Bei den Mahlzeiten sollten Sie ganz besonders darauf achten, abends vor dem Schlafengehen vier Stunden lang nichts mehr zu essen. Wenn man nämlich in einem Zustand, in dem sich noch Essensreste im Magen befinden, zu Bett geht, wird kein Wachstumshormon mehr abgesondert. Wie bereits erklärt wird die Produktion von Wachstumshormon generell durch Bewegung und vor allem durch anaerobes Muskeltraining aktiviert, aber die stärkste Sekretion dieses Hormons erfolgt in Wirklichkeit in den ersten 30 Minuten nach dem Einschlafen.

Früher sagte man, schlafende Kinder wachsen von allein. Tatsächlich bringt man damit zum Ausdruck, dass Knochen und Muskeln bei Kindern gut wachsen, weil reichlich Wachstumshormon sekretiert wird, wenn sie gut schlafen. Damit im Schlaf ordentlich Wachstumshormon produziert werden kann, muss eine Bedingung erfüllt werden: Der Magen sollte leer sein.

Wie ich bereits erläuterte, hat das Wachstumshormon die Eigenschaft, Fette aufzuspalten. Wird nun während des Schlafs Wachstumshormon abgesondert, wird diese Funktion angeregt und so ein Zustand herbeigeführt, in dem man leichter Fett verbrennen und dadurch abnehmen kann. Diese Funktion wird als Katabolismus (Abbau von Stoffwechselprodukten von komplexen zu einfachen Molekülen) bezeichnet. Wenn im Schlaf ordentlich Wachstumshormon produziert und Fett aufgespalten wird, werden die aufgespalteten Fette beim morgendlichen Walking (aerobe Bewegung) zur Energiegewinnung verbrannt.

Falls allerdings im Magen noch Essensreste zurückgeblieben sind, das heißt, wenn man nach dem Essen innerhalb der nächsten vier Stunden einschläft, stellt der Organismus die Produktion des Wachstumshormons ein. Wird kein Wachstumshormon mehr ausgeschüttet, so wird die Nahrung nicht mehr aufgespalten und als Neutralfett im Körper gespeichert. Diese Stoffwechselfunktion wird als Anabolismus (Aufbau von körpereigenen Bestandteilen) bezeichnet.

In schematischer Darstellung läuft dabei Folgendes ab:

1) Schlaf mit leerem Magen >> Sekretion von Wachstumshormon >> Katabolismus >> Aufspaltung von Fetten >> Gewichtsverlust.

2) Schlaf mit gefülltem Magen >> keine Sekretion von Wachstumshormon >> Anabolismus >> Bildung von Neutralfetten >> Gewichtszunahme.

Wenn man mit gefülltem Magen schläft, wird am folgenden Morgen bei aerober Bewegung kaum noch Fett verbrannt, weil die Fettverbrennung die Aufspaltung voraussetzt. Das bedeutet, dass Bewegung und Sport dann keinen besonderen Effekt mehr haben. Deshalb sollten Sie auf jeden Fall nach dem Abendessen vier Stunden warten, bis Ihr Magen leer ist, bevor Sie sich ins Bett legen.

In meinem idealen Tagesablauf (zu Beginn dieses Kapitels) habe ich die Schlafenszeit auf 22 Uhr festgesetzt, indem ich einfach vom Zeitpunkt des Aufstehens zurückgerechnet habe. Wenn man davon wiederum vier Stunden abzieht, müsste man sein Abendessen bis 18 Uhr beendet haben. Für die meisten berufstätigen Menschen dürfte dieser strenge Zeitplan kaum zu realisieren sein, denn für viele Pendler ist eine Fahrzeit von einer Stunde zur Arbeit normal. Wenn solche Leute bis 17 Uhr arbeiten, wird es 18 Uhr, bis sie zuhause ankommen. Natürlich könnte man gleich nach Feierabend irgendwo essen gehen oder sich etwas zum Essen mitnehmen, bevor man nach Hause zurückfährt. Für alle, die so viel Disziplin aufbringen, könnte die einfachste Lösung darin bestehen, auf die abendliche Mahlzeit zu verzichten und stattdessen nur Saft zu trinken. Bei Saft dauert die Verdauung auch keine vier Stunden, sondern der Magen wird in etwa zwei Stunden leer. Doch ganz gleich, wie Sie mit diesem Problem umgehen, sollten Sie sich einprägen, dass es gut für die Gesundheit ist, sich mit leerem Magen schlafen zu legen.

Tomaten für heranwachsende Kinder

Weil es beim Thema Diät meist um die Frage geht, wie sich überflüssige Kalorien reduzieren lassen, herrscht allgemein die Vorstellung vor, dass es genügen würde, einfach weniger zu essen. Doch weil unser Körper aus dem gebildet wird, was wir täglich zu uns nehmen, ist es äußerst wichtig, auf die Qualität unserer Nahrung zu achten. In den USA werden in großem Umfang Nahrungsergänzungsmittel verwendet, aber die Rohstoffe für solche Präparate sind Lebensmittel. Wenn man über ein gewisses Ernährungswissen verfügt und sich ausgewogen ernährt, kann man sich, auch ohne zu irgendwelchen Präparaten zu greifen, gesund ernähren, indem man die Qualität seiner Nahrung verbessert.

Ich selbst habe als Kind mit einem bestimmten Lebensmittel eine interessante Erfahrung gemacht, über die ich Ihnen hier berichten möchte. Ich bin tatsächlich die ganze Zeit von klein auf bis heute aufgewachsen, ohne Phasen der Rebellion und des Ungehorsams zu durchlaufen. Ich glaube, dass das der Tomate zu verdanken ist, denn als Kind habe ich jeden Tag eine größere Menge Tomaten gegessen. Das lag nicht daran, dass ich eine besondere Vorliebe für Tomaten gehabt hätte, sondern daran, dass wir von der Familie meiner Mutter eine Menge Tomaten geschenkt bekamen. Und weil es immer reichlich Tomaten gab, habe ich eben Tomaten gegessen. Dann freute sich meine Großmutter und schickte uns noch mehr Tomaten. Das wiederholte sich immer wieder, und deshalb gab es bei uns zuhause immer reichlich Tomaten. Das wurde mir zum ersten Mal bewusst, als meine Großmutter gestorben war und wir keine Tomaten mehr geschickt bekamen.

Wenn ich täglich Tomaten aß, war ich ruhig und ausgeglichen, und es kam anscheinend niemals vor, dass ich mich aufregte oder ungeduldig wurde. So bin ich dank der Tomaten aufgewachsen, ohne gegen meine Eltern oder Lehrer zu rebellieren.

Das Rätsel um die Wirkung der Tomaten konnte ich erst lösen, als ich während meiner medizinischen Studien herausfand, dass in Tomaten ein Stress lösender Bestandteil namens GABA (Gamma-Aminobuttersäure, ein biogenes Amin der Glutaminsäure und wichtiger hemmender Neurotransmitter im Zentralnervensystem) in beträchtlicher Menge enthalten ist.

Seit 2004 ist in Japan eine Stress reduzierende GABA-Schokolade auf dem Markt, und deshalb ist dort allgemein bekannt, dass GABA solche Wirkungen hat. Doch damals in meiner Kindheit wussten weder meine Großmutter noch meine Eltern etwas von GABA. Die Tomaten waren einfach ein Geschenk des Himmels für mich. Weil GABA außerdem noch die Sekretion des Wachstumshormons aktiviert, sind Tomaten ein Lebensmittel, das im Hinblick auf Anti-Aging wirklich zu empfehlen ist.

Dank des reichlichen Tomatenverzehrs habe ich mich gut entwickelt und war bis zum 13. Lebensjahr der Größte in meiner Klasse. Doch als die Versorgung mit Tomaten aufhörte, verlangsamte sich mein körperliches Wachstum, und zu meinem Bedauern bin ich nicht mehr so gut weitergewachsen wie früher.

Übrigens scheint GABA-Schokolade in Japan ein Verkaufsschlager zu sein, doch ich halte diese Wirkung für einen Placebo-Effekt. Denn die in Schokolade enthaltene

Substanz Tyramin (ein biogenes Amin, das aus der Aminosäure Tyrosin gebildet wird) wirkt im Gegensatz zu GABA anregend auf den Sympathikus. Meiner Meinung nach hat das der Schokolade beigegebene GABA keine Wirkung, sondern die Wirkungen von GABA und Tyramin heben sich beim Verzehr dieser Schokolade gegenseitig auf. Kindern und Jugendlichen, die in der Wachstumsphase Prüfungsstress auszuhalten haben, sollte man nicht GABA-Schokolade, sondern Tomaten zu essen geben.

Seltsamerweise hört man immer wieder, dass es gut für die Gesundheit sei, kein Fleisch zu essen, doch inzwischen weiß man, dass es in Wirklichkeit für Menschen mit dem metabolischen Syndrom eher schädlich ist, auf Fleisch ganz zu verzichten.

Weil man in Japan der Meinung ist, dass das metabolische Syndrom mit Übergewicht in mittlerem Alter gleichzusetzen ist, wird allgemein propagiert, den Verzehr von Fleisch mit hohem Fettanteil extrem zu reduzieren. Das metabolische Syndrom bei Männern hängt jedoch eng mit den Wechseljahren zusammen. Wenn man also kein Fleisch mehr isst, erreicht man die gegenteilige Wirkung, weil die Produktion des männlichen Sexualhormons Testosteron noch weiter nachlässt. Der Rohstoff für Testosteron ist Muskelfleisch. Deshalb wird als vorbeugende Maßnahme gegen Wechseljahresbeschwerden in jüngster Zeit in den USA empfohlen, täglich 100 g Fleisch zu verzehren.

Das heißt natürlich nicht, dass Personen mit dem metabolischen Syndrom so viel Fleisch essen dürfen, wie sie wollen. Menschen mit dieser Diagnose, die zu viel Fleisch essen und sich zu wenig bewegen, sollten auf jeden Fall den Fleischkonsum einschränken, da Fleisch einen hohen Kaloriengehalt hat. Erste Priorität hat die Reduzierung von überflüssigem Körperfett. Fleischverzehr zur Unterstützung der Testosteron-Produktion ist erst zu empfehlen, nachdem eine gewisse Menge Körperfett bereits abgebaut ist. Diesen Abbau erreicht man am besten, indem man sich eine Kombination aus aerobem und anaerobem Training zur Gewohnheit macht. Wenn man das Körperfett reduziert hat, kann man in Maßen Fleisch konsumieren, während man gleichzeitig für genügend Bewegung sorgt. Und weil dadurch die Testosteronsekretion aktiviert wird, wirkt das auch als Vorbeugung gegen das Wiederauftreten des metabolischen Syndroms.

Jeden Tag ein heißes Bad

In meinem »idealen Tagesablauf« habe ich empfohlen, vor dem Schlafengehen zu baden, denn bei erhöhter Körpertemperatur verbessert sich die Sekretion von Wachstumshormon während des Schlafs. Wer beim Schlafen die maximale Produktion dieses Hormons erreichen möchte, sollte vor dem Baden ungefähr 5 Minuten Muskeltraining machen. Muskeltraining plus Bad plus Schlaf – das ist die beste Methode, um die Sekretion des Wachstumshormons in drei Stufen zu aktivieren.

Das Wichtigste dabei ist jedoch, täglich einmal zu baden, um die Körpertemperatur möglichst um 1 Grad Celsius zu erhöhen. Es spielt gar keine Rolle, ob Sie sich am Abend oder am Morgen Zeit für ein heißes Bad nehmen. Baden Sie, wann immer es Ihnen passt und wie es mit Ihrem Lebens- und Tagesrhythmus in Übereinstimmung zu bringen ist. Weil die Körpertemperatur generell um etwa 1 Grad steigt, wenn man ungefähr 10 Minuten in der Badewanne liegt, braucht man auch nicht allzu lange zu baden. Da es zur De- hydrierung (Flüssigkeitsverlust) kommen kann, wenn man zu lange badet, sollte man dabei auf die Flüssigkeitszufuhr achten. Wichtiger als die Dauer eines Bades ist es jedoch, sich das tägliche Bad zur festen Gewohnheit zu machen, um die Temperatur jeden Tag einmal um 1 Grad zu erhöhen.

Im Unterschied zu den Badegewohnheiten im Westen nehmen nahezu alle Japaner jeden Abend vor dem Schla- fengehen ein heißes Bad, sei es nun zu Hause, im Hotel, in einer öffentlichen Badeanstalt oder in einem der zahlrei- chen Thermalbäder. Vor allem in öffentlichen Bädern in Japan ist die Wassertemperatur so hoch, dass sie für Aus- länder oft kaum auszuhalten ist. Für Japaner gilt 41 Grad Celsius als die ideale Badetemperatur, und in den meisten öffentlichen Badeeinrichtungen ist die Temperatur von vornherein auf diesen Wert eingestellt.

Um die Belastungen für Herz und Lunge beim Baden möglichst gering zu halten, möchte ich älteren, geschwächten und »heißblütigen« Menschen sowie Personen, die unter Bluthochdruck und chronischen Herz-, Kreislauf- oder Lungenbeschwerden leiden, das »Halbkörperbad« im Sitzen bei Wassertemperaturen zwischen 36 und 38 Grad empfehlen. Dabei weicht man Beine und Unterleib unterhalb des Solarplexus etwa 30 Minuten lang gemütlich im warmen Wasser ein und erwärmt so den Körper bis zum Kern. Da unter diesen Bedingungen der Parasympathikus dominiert, sorgt das für eine angenehme Entspannung.

Außerdem unterstützt das gemütliche Halbkörperbad den Körper bei der Entgiftung. Die menschliche Haut ist in der Lage, Schadstoffe wie Schwermetalle, chemische Substanzen und Abfallstoffe auszuscheiden und so vor allem die Leber und die Nieren bei der Entgiftungsarbeit zu entlasten. Besonders wirkungsvoll ist in dieser Hinsicht regelmäßiges, langsames Schwitzen wie zum Beispiel beim Halbkörperbad. Wenn man den Körper in der oben beschriebenen Weise in warmem Wasser einweicht, erweitern sich die Blutgefäße, der Blutkreislauf verbessert sich allmählich, und der Stoffwechsel wird aktiver.

37 Grad –
die ideale Körpertemperatur des Menschen

In diesem Kapitel bin ich ziemlich ins Detail gegangen, um Ihnen die Gewohnheit nahezubringen, dass Sie Ihre Körpertemperatur mindestens einmal täglich auf 37 Grad Celsius bringen sollten. Gleichzeitig möchte ich Sie dazu anregen, Ihre Temperatur dauerhaft zu erhöhen und die Muskeln zu trainieren. Denn durch Erhöhung der Körpertemperatur wird Ihr Körper gesund und weniger anfällig für Krankheiten. Das führt zur Verbesserung Ihrer Lebensqualität.

In ihrem Streben nach Glück hat sich die Menschheit auf vielerlei Weise bemüht und bis zum heutigen Tag weiterentwickelt. Doch inzwischen scheint mir dieser Fortschritt etwas zu weit gegangen zu sein und zu einer gewissen Degeneration geführt zu haben. Für mich als Arzt manifestiert sich diese Degeneration eben auch in zu niedriger Körpertemperatur. Ist es denn verwunderlich, dass Ihr Organismus um Hilfe schreit, wenn er unter den immensen Belastungen von harter Arbeit und ständigem Stress zu leiden hat? Dieser Hilfeschrei lautet: »niedrige Körpertemperatur«.

Die ursprüngliche Körpertemperatur des Menschen beträgt 37 Grad Celsius. Mit 42 Grad haben Hühner eine höhere Körpertemperatur als der Mensch, und auch die Temperatur von Schweinen und Rindern liegt mit 38 Grad etwas höher. Alle Lebewesen haben ursprünglich die Körpertemperatur, die zu ihrem Stoffwechsel und ihren Lebensaktivitäten passt. Für den Menschen ist dies eine Temperatur von 37 Grad.

Wir Menschen haben im Laufe unserer zivilisatorischen Entwicklung zahlreiche nützliche Erfindungen gemacht, so dass wir unser Leben in vielerlei Hinsicht reichhaltig und bequem gestalten konnten. Allerdings hat dieser Fortschritt auch dazu geführt, dass wir uns weit von unserer natürlichen Lebenswelt entfernt haben. Vielleicht ist niedrige Körpertemperatur ein Symptom dafür, wie weit wir uns schon von unserer wirklichen Bestimmung entfernt haben. Im Einklang mit dem Lauf der Sonne sollten wir ein geregeltes Leben führen: Während die Sonne am Himmel steht, den Körper in maßvoller Weise bewegen; wenn die Sonne gesunken ist, uns bequem ins Bett legen und ruhig schlafen.

Die Absicht meines Buches ist es, Ihnen Ratschläge zu geben, wie Sie auch unter den Bedingungen der modernen Lebenswelt ein Leben im Einklang mit Ihrer natürlichen Bestimmung führen können. Die Körpertemperatur des Menschen ist von Natur aus auf 37 Grad eingestellt. Sich jeden Tag wenigstens einmal seiner Körpertemperatur bewusst zu werden und sich zu bemühen, die Temperatur zu erhöhen, entspricht einer Lebensführung, die den Gesetzen der Natur folgt.

In alter Zeit, als es noch keine Autos, Flugzeuge oder Züge gab, haben die Menschen für uns heute kaum vorstellbare Entfernungen zu Fuß zurückgelegt. Bis vor etwa 100 Jahren wurden noch fast sämtliche Arbeiten mit Muskelkraft ausgeführt. So gesehen ist es für uns Menschen als Lebewesen unnatürlich, dass in unserer Zeit ein Großteil der Tätigkeiten darin besteht, Eingaben auf der Tastatur eines Computers zu machen.

Im Vergleich zu früheren Zeiten bewegen wir uns heutzutage sehr viel weniger. Die Tatsache, dass die Zahl der Menschen mit niedriger Körpertemperatur ständig zunimmt, hängt damit zusammen, dass der Mensch den Stress nicht mehr bewältigen kann und außerdem die Qualität und Masse der Muskeln abgenommen haben.

Sie sollten sich deshalb bemühen, Ihre Körpertemperatur täglich einmal um 1 Grad zu erhöhen. Trainieren Sie die Muskeln, und leben Sie so, dass Ihre Temperatur nach und nach dauerhaft auf das richtige Niveau ansteigt. Da wir Menschen nicht mehr in die Urzeit zurückkehren können, liegt es ausschließlich in der eigenen Verantwortung, das Leben im Sinne unserer natürlichen Anlagen und Bestimmung zu gestalten. Wenn wir die Körpertemperatur erhöhen, werden wir gesünder leben können. Und das ist eine wesentliche Voraussetzung für ein glückliches Leben. In einem Satz zusammengefasst ist das alles, was ich Ihnen mit diesem Buch sagen will.

Zusammenfassung der Übungspraxis

Basisprogramm

1. Täglich (früh am Morgen) 30 Minuten Bewegung (aerobes Training) in Form von Walking, Jogging oder anderen Arten von Ausdauersport (wie Schwimmen oder Radfahren).

1a. Wenn man (morgens) kalt und steif ist, sollte man zuerst seinen Körper in geeigneter Weise aufwärmen und lockern, z.B. mit Stretching.

2. Alle drei Tage sollte man dem Basisprogramm ein kurzes anaerobes Training von 3–5 Minuten Dauer in Form von Kniebeugen, Liegestützen oder Bauchmuskeltraining vorausschicken.

2a. Ungeübte Personen sollten mit *Slow Training* und/oder *Maxspeed Training* beginnen.

(Slow Training: ein paar Zeitlupenbewegungen in annähernd anaerobem Zustand, z.B. 1 Minute für 1 Kniebeuge.

Maxspeed Training: kurzfristiger maximaler Krafteinsatz bei höchstem Tempo, wie z.B. schnelles Bankdrücken, 10–20-m-Sprint).

2b. Für verbessertes Muskelwachstum:
Etwa 30 Minuten vor dem Training eine Banane, innerhalb von 10 Minuten nach dem Training etwas Käse essen.

2c. Anaerobes Training, *Slow Training* und *Maxspeed Training* können kombiniert werden.

3. Vor dem abendlichen Bad (fakultativ) ungefähr 5 Minuten Muskeltraining machen (zur verbesserten Sekretion von Wachstumshormon)

Wichtiger Hinweis:
Vor allem Personen, die unter Bluthochdruck oder Herz-Kreislaufbeschwerden leiden, ist zu raten, vor der Aufnahme des regelmäßigen Trainingsprogramms ihren Hausarzt zu konsultieren.

Nähere Angaben zum Trainingsprogramm finden Sie in:

Kapitel II

Muskelqualität ist wichtiger als Muskelmasse (*Maxspeed Training*, S. 72)

Muskeltraining alle drei Tage einmal (anaerobes Training, S. 80)

Slow Training (S. 81)

Vor dem Muskeltraining eine Banane, anschließend Käse essen (S. 85ff.)

Kapitel IV

Der ideale Tagesablauf zur Erhöhung der Körpertemperatur (S. 133f.)

Jeden Morgen 30 Minuten spazieren gehen (S. 152)

Jeden Tag ein heißes Bad (S. 168)

Nachwort

Abschließend möchte ich Ihnen eine Begebenheit aus meiner Kindheit erzählen. Als ich zehn Jahre alt war, verlangte mein Vater eines Tages von mir, ich müsse Go spielen lernen. Damals war das für mich das Letzte, was mir Freude hätte bereiten können. Denn während meine Schulkameraden im Park Baseball spielten, musste ich in die Go-Schule. Das heißt, ich konnte mich nicht mit meinen Freunden amüsieren.

Mein Vater schickte mich in die berühmte Go-Schule *Ryōsei Igo Gakuen*, ein Institut, aus dem zahlreiche bekannte professionelle Go-Spieler hervorgegangen waren. Diese Schule war für ihre hervorragende Go-Ausbildung und ihre strengen Erziehungsmethoden in ganz Japan bekannt.

Da ich damals viel lieber draußen herumgetollt hätte, war mir eigentlich nach heftigem Protest zumute: »Ich will nicht mehr in diese Schule gehen!« Aber bei meinem gestrengen Vater war das undenkbar, denn wenn ich widersprochen hätte, hätte ich bestimmt ein paar Kopfnüsse bekommen. Damals blieb mir also nichts anderes übrig, als im Stillen allein vor mich hin zu murmeln: »Warum muss mein Vater mich nur zu einem so blöden Training schicken?«

Für mich bedeutete das täglich nichts als Stress, und weil es mir zuwider war, wurde ich natürlich kein guter Go-Spieler. Doch wenn ich als Verlierer nach Hause kam, wurde ich von meinem Vater getadelt. Da mir das im Lauf der Zeit immer größere Angst machte, griff ich eines Tages zu einer Notlüge und erklärte trotz einer Niederlage, dass ich gewonnen hätte.

Eigentlich hatte ich meine Niederlage einfach verheimlichen wollen, aber schließlich kam die Wahrheit doch heraus. Wie Sie sich denken können, geriet mein Vater außer sich, als er erfuhr, dass ich gelogen hatte. So wütend wie damals habe ich ihn sonst nie mehr erlebt. Trotzdem zwang er mich, mit dem Go-Spielen weiterzumachen, und so musste ich den täglichen Stress weiter aushalten und die verhasste Go-Schule besuchen.

Es ist schon irgendwie eine Ironie des Schicksals, dass mein Interesse an Go ausgerechnet dann geweckt wurde, als ich wegen der bevorstehenden Aufnahmeprüfung in die Mittelschule vorübergehend mit dem Go-Spielen pausierte. Zu dem Zeitpunkt, als ich nicht mehr zum Training gehen und nicht mehr Go spielen musste, fing ich an, mich für die im Fernsehen übertragenen Wettkämpfe der Go-Profis zu interessieren, Go-Zeitschriften zu lesen und die Partien der Profis an meinem Go-Brett nachzuspielen.

Da ich nun Spaß daran hatte, wurde ich natürlich auch ein besserer Go-Spieler. Nachdem ich Mittelschüler geworden war und wieder Go zu spielen begann, wurde ich so gut, dass ich es nun sogar bis zur Teilnahme an den japanischen Junioren-Meisterschaften brachte. Da auch das Go-Spiel umso spannender wird, je besser man spielt, übte ich noch eifriger, und mein Ranking verbesserte sich weiter.

Außerdem tauchte damals in meiner Welt ein Wesen auf, durch das meine Motivation noch verstärkt wurde. Bei den Go-Meisterschaften lernte ich nämlich ein nettes Mädchen kennen, in das ich mich verliebte. Mich beflügelte der Gedanke, dass ich sie beim nächsten Turnier wieder treffen könnte und sie mich bewundern würde, wenn ich dort gewänne.

Diese kindliche Schwärmerei bestärkte mich so sehr in meinem Eifer, dass ich mit 15 Jahren als Vertreter Japans zur Junioren-Weltmeisterschaft nach Hongkong reisen durfte – als einer von zwei Vertretern des japanischen Go-Verbandes. Als zweite Teilnehmerin war ausgerechnet mein Schwarm ausgewählt worden. Damals schwebte ich auf einer rosa Wolke.

Allerdings war die Realität dann nicht mehr ganz so süß. Denn unmittelbar vor Turnierbeginn musste sie ihre Teilnahme absagen. Natürlich fiel ich damals vor lauter Enttäuschung in ein tiefes Loch. Doch nachdem ich bei der Weltmeisterschaft Gelegenheit hatte, tolle Leute kennenzulernen, nahm ich mir vor, in Zukunft Go zu meinem Beruf zu machen und mein ganzes Leben weiter Go zu spielen.

Später bin ich allerdings doch Arzt geworden. Mein Vater hatte mich nämlich vor die Wahl gestellt: »Entweder Arzt oder Rechtsanwalt – mache eines davon zu deinem Beruf!« Auch gegen diese mir vorgeschriebene zukünftige Laufbahn wollte ich eigentlich protestieren. Mit 17 war ich noch nicht in der Lage zu entscheiden, ob ich in die juristische oder in die medizinische Fakultät eintreten sollte. Meine Entscheidung für das Medizinstudium hing jedoch mit dem Go-Spielen zusammen.

Ein um drei Jahre jüngerer, befreundeter Mitspieler in der gleichen Go-Schule war nämlich an Knochenkrebs erkrankt. In seinem Fall metastasierte der Krebs von den Knochen in die Lunge und von dort in alle inneren Organe. Schließlich musste er acht Operationen über sich ergehen lassen, darunter auch eine Amputation. Dieser Junge war für mich wie ein jüngerer Bruder, und sein Kampf gegen die Krankheit hat mich dazu bewogen, Medizin zu studieren. Während ich mich auf die Aufnahmeprüfung vorbereitete, besuchte ich ihn fast täglich im Krankenhaus. Als ich ihm von meinem Entschluss erzählte, gab er mir voller Freude seinen Segen. Leider musste er sterben, kurz nachdem ich ihm das mitgeteilt hatte.

Warum hatte er Krebs bekommen? Warum konnte er nicht so leben, dass er vom Krebs verschont geblieben wäre?

Und warum werden die Menschen überhaupt krank? Der Tod dieses Freundes stellte mich vor viele große Fragen.

Auf der Suche nach einer Antwort habe ich während meiner Ausbildung zum Arzt zwischen zwei Monaten und zwei Jahren in folgenden Fachbereichen praktiziert: Herzchirurgie, Gynäkologie, Gehirnchirurgie, Pädiatrie, Augenheilkunde, Dialyse, Endokrinologie und Gastroenterologie. Anschließend arbeitete ich in den USA drei Jahre als Arzt, bevor ich zum Studium von Infektionskrankheiten nach Zimbabwe, Botswana und Südafrika ging. Zurzeit bin ich als Arzt sowohl in Japan als auch in den USA tätig. Zu den Schwerpunkten meiner Arbeit gehört auch die Anti-Aging-Medizin.

Wenn ich auf meine medizinische Laufbahn zurückblicke, so denke ich, dass ich allen Grund zur Zufriedenheit haben kann. Die Tatsache, dass ich nicht nur in Japan, sondern auch in Amerika und Afrika mit zahlreichen Ärzten zusammenarbeiten und in verschiedenen therapeutischen Einrichtungen Erfahrungen sammeln konnte, ist sicher von großem Nutzen für eine Therapie der Zukunft, die von einer umfassenden Diagnose des menschlichen Körpers ausgehen sollte. So beschäftige ich mich jetzt erneut mit der Frage, warum der Mensch krank wird und auf welche Weise sich das eventuell verhindern lässt. Dass ich so weit gekommen bin, solche Untersuchungen über grundlegende Fragen der medizinischen Behandlung anzustellen, ist meiner vielseitigen Beschäftigung mit dem menschlichen Körper zu verdanken.

Gerade wir Ärzte haben viel Stress auszuhalten und harte Arbeit zu leisten. Doch harte Arbeit und Stress sind für mich nichts Unangenehmes, denn in einer Tätigkeit, die der Gesundheit vieler Menschen nützt, sehe ich etwas Sinnvolles und Positives. Dabei ist mir klar geworden, dass meine Beharrlichkeit bei dem so verhassten Go-Spiel in meiner Kindheit zum Nährboden für meine spätere persönliche Entwicklung geworden ist.

Zwar gilt Stress als Wurzel aller möglichen Krankheiten, in Wirklichkeit muss man aber zwischen zwei Arten von Stress unterscheiden: »Disstress« und »Eustress«. Negativer Stress, der uns zuwider und unangenehm ist, ist Disstress; dagegen empfinden wir beim positiven Eustress trotz einer gewissen Belastung Freude und Begeisterung. Von außen betrachtet ist aber kein Unterschied im Zustand des betroffenen Menschen zu erkennen. So hängt es allein von unserer inneren Einstellung ab, ob wir einen bestimmten Zustand als Disstress oder als Eustress wahrnehmen.

Bei mir wird das besonders deutlich im Hinblick auf meine unterschiedliche Einstellung zum Go-Spiel. In meiner Grundschulzeit war Go für mich totaler Disstress. Doch nachdem ich in meiner Mittelschulzeit Befriedigung und Freude am Go gefunden hatte, wurde dasselbe Spiel für mich zu Eustress. Deshalb bin ich heute meinem Vater dankbar, dass er mich gezwungen hatte, Go zu lernen.

Heute habe ich das Gefühl, die Lehrzeit als Arzt beendet zu haben und endlich am Ausgangspunkt eines Weges zu stehen, auf dem ich das Erlernte zum Wohl vieler Menschen einsetzen möchte.

Wenn dieses Buch einen Beitrag zur Gesundheit seiner Leser leisten kann, wäre das für mich die größte Freude.

Im Februar 2009
Der Autor

Über den Autor

Masashi Saitō wurde 1972 in Japan geboren. Nach Abschluss des Medizinstudiums an der Tōkai-Universität in Tōkyō und anschließender Krankenhaustätigkeit ging Dr. Saitō im Jahr 2000 für drei Jahre in die USA zum Weiterstudium am New York Medical College. Seit September 2008 betreibt er eine eigene Praxis auf der 5th Avenue in Manhattan. Als Spezialist für Anti-Aging mit Zulassung in Japan, den USA und Europa ist er sowohl in Japan als auch in den USA auf dem Gebiet des *Aging Management* tätig. Zu seinem Patientenkreis gehören bekannte Persönlichkeiten wie Yōko Ono, Bill Gates, Bill Clinton, David Beckham und Alex Rodriguez (US-Baseballstar). Nach einer ersten Publikation über die verjüngende Wirkung des Golfspiels ist dies sein zweites Buch, das in Japan rasch zum Bestseller wurde und seinen Autor weithin bekannt machte.

Heilgeheimnisse fremder Völker

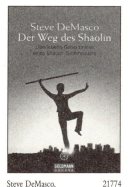

Steve DeMasco,   21774
Der Weg des Shaolin

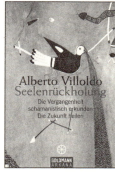

Alberto Villoldo,   21765
Seelenrückholung

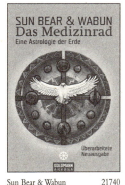

Sun Bear & Wabun   21740
Das Medizinrad

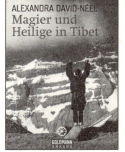

Alexandra David-Néel,   21748
Magier und Heilige in Tibet

GOLDMANN
ARKANA